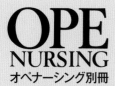

OPE NURSING
オペナーシング別冊

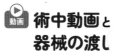

▶動画 術中動画と
器械の渡し

JN014959

これ1冊で あしたの手術がイメージ できる！

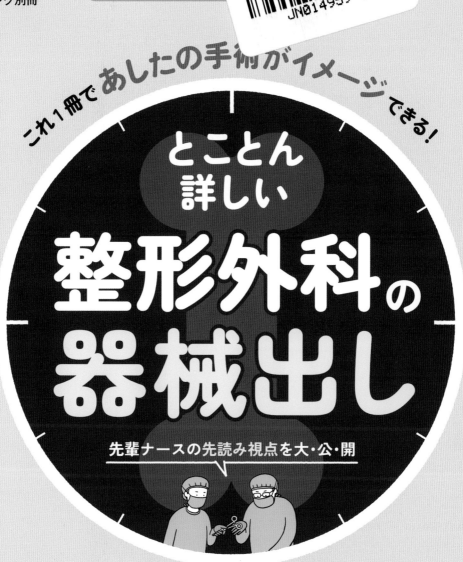

とことん
詳しい

整形外科の
器械出し

先輩ナースの先読み視点を大・公・開

［監修］

脇 貴洋
明石医療センター整形外科医長

MC メディカ出版

監修のことば

　整形外科の手術はさまざまな部位にわたり、そして使用する手術器械やインプラントの種類も多く、少なからず苦手意識をもっている手術室看護師もおられることと思います。私の専門である骨折治療の分野では、AO Trauma という教育財団が以前から手術室看護師（ORP）向けの研修会を開催しており、毎回たくさんの受講希望があります。骨折治療以外では看護師さん向けの研修会の存在はあまり聞くことがなく、多くの看護師さんは先輩に聞いたり、巷の雑誌や書籍を読んで事前学習を行ったり、中にはインターネットで YouTube などから動画を探し出して手術の準備をするという涙ぐましい努力をしてくれている看護師さんもいます。

　病院によっては手術ごとに看護師用のマニュアルが整備されているような病院もあるかと思いますが、はじめての手術やあまり入ったことのない手術、そして準備もできないままの緊急手術は誰もが不安を感じます。すこしでも新人ナースの術前の不安を軽減できるように、メディカ出版さんから動画を用いた書籍を作りたいとご相談をいただきました。編集担当者の森田さんと何度も話し合い、過去にはないような本を制作することを決め、臨床現場で今まさにご活躍中の先生方に原稿の執筆をお願いしました。

　私が臨床留学したドイツ・アーヘン大学病院では、整形外科の手術室看護師（ORP）は他科の手術にはつかず整形外科に特化しており、非常にレベルの高いものでした。国内ではなかなか整形外科に特化した看護師の育成というのは難しく、整形外科以外の科の手術も勉強する必要があり、効率的に整形外科の手術の準備もする必要もあるでしょう。そこで新しい試みとして、英語学習のように整形外科の手術中に繰り広げられる医師とのやりとりを楽しく学べるページも作成しました。初学者にはとっつきにくい用語集が手に取りやすいものになっているかと思います。そして、この本では臨床の最前線の医師がさまざまな「エキスパートのワザ」を書いてくれており、新人ナースだけではなく、ベテランナースにも役立つ内容となっています。これまでの知識の整理にもなり、日ごろの疑問も解決し、若手の指導にも自信をもって臨めるかと思います。本書を使って、手術室看護師のみなさんが楽しく手術の準備をして、すこしでも安心して手術に臨んでいただき、われわれ整形外科医師と、患者の機能を回復させる整形外科手術の楽しさ、素晴らしさをともに共有できればと思います。

　最後になりましたが、日々の激務のなかで睡眠時間や趣味、ご家族との時間を削って、この国の整形外科手術のレベルアップのために、熱い気持ちをこめてご執筆いただいた先生方に改めて深謝いたします。多くの手術室看護師の日々の業務に役立つことを祈念し、序文のご挨拶とさせていただきます。

2023 年 12 月
明石医療センター整形外科医長
脇 貴洋

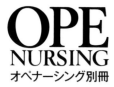

これ1冊で **あしたの手術がイメージ**できる！

とことん詳しい 整形外科の器械出し

先輩ナースの先読み視点を大・公・開

CONTENTS

執筆者一覧

監 修

脇 貴洋　　　明石医療センター整形外科医長

執 筆

1章

安藤治朗　　　栃木県医師会塩原温泉病院整形外科医長

2章

01	濱口隼人	医療法人社団三成会新百合ヶ丘総合病院外傷再建センター医長
02	村岡辰彦	社会医療法人緑泉会米盛病院整形外科
03	檜山秀平	自治医科大学整形外科病院助教
04	車 先進	公益財団法人身延山病院整形外科科長
05	菅原 亮	JCHO仙台病院脊椎外科センター長
06	中島光晴	芳賀赤十字病院整形外科副部長
07	橋元球一	高知県立幡多けんみん病院整形外科医長
08	西頭知宏	自治医科大学整形外科講師
09	髙橋恒存	石橋総合病院整形外科

1章

術中飛び交う
用語集

はじめに

整形外科手術を控えた あなたのための 術中飛び交う用語集

　各領域の膨大な数の用語を覚えなければならないオペナース。マニュアルを読み込んで記憶に定着させるのはとても時間がかかりますし、おっくうです。

　この章では、あしたの手術をシミュレーションしながら用語をインプットできます。

- scene1　イメージ操作
- scene2　骨接合
- scene3　脊椎
- scene4　人工関節
- scene5　肩（腱板損傷）
- scene6　膝（前十字靭帯損傷）

の6つのカテゴリに分け、できるだけ臨場感をもって覚えてもらえるようシーンをリアルに思い浮かべられるイラストをつけました。

　第一線で活躍する先輩オペナースのみなさんから「これだけは覚えておいてほしい」と託された必修用語です。

　暗記の重圧から逃れて、楽しく効率的に用語を覚えましょう。

1章の使いかた

1
術者とナースで 繰り広げられる会話を チェック

2
関連用語を学ぶ

3
術者のウンチクで 記憶を定着

scene 1 ▶ イメージ操作

下腿骨折 (脛骨骨幹部骨折) の手術中

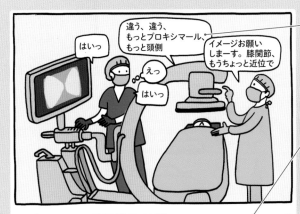

オペナースが戸惑う
あした飛び交う用語

POINT

術中の自分をリアル
に思い浮かべる！

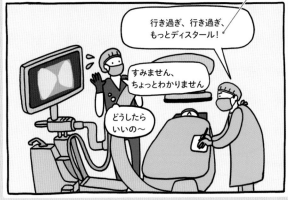

POINT

ルビ、スペルをつ
けてとことんやさし
く解説！

ラディアル [radial]

◉ 橈側。

◉ 前腕（うで）は親指側にある橈骨（radius）と小指側にある尺骨（ulna）の２本の骨がある。

◉ 骨がある方向、位置を表し、前腕や手首では親指側。

術中に写して見ることのできる画像は手術によって左右、上下が反対になることもありますので、見える画像と動く方向を対応させましょう。

POINT

術者があしたのあな
たに知っておいてほ
しいことをとことん
語る！

scene 1 ▶ イメージ操作

下腿骨折（脛骨骨幹部骨折）の手術中

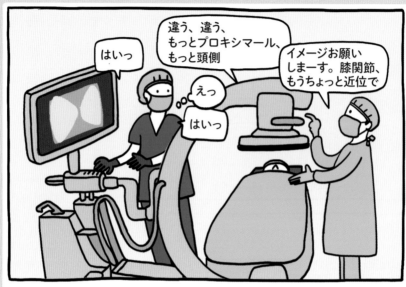

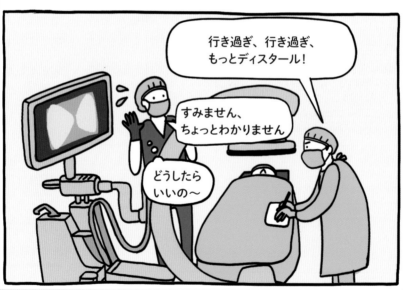

解 説

方向を表す用語をおさえておく

X線透視装置（手術中イメージ）を操作するのは緊張しますよね。手術している医師は手術に前のめりとなっており、操作を早くしなければならないという焦りがさらに緊張感を高めさせます。

図1 は脛骨骨幹部骨折の患者の下腿正面のX線像です。外回り看護師は身体に近い位置にX線透視装置を動かすよう言われたのですが、身体の近くに大きく動かしすぎてしまったようです。術中に画像を確認しながら透視装置を動かす際は、大きく動かすのではなく少しずつ動かすことをおすすめします。

合わせて手首の骨折のX線像も提示します 図2 。このような腕や手首のX線像では内側・外側を、親指側を意味するラディアル、小指側を意味するアルナルと表現します。業界用語のような言葉も意味を理解すると動かす方向がわかります。簡易な言葉に言い換えてもらうことをためらわなくてもよいと思いますが、よく使う用語をまとめましたので覚えておきましょう。

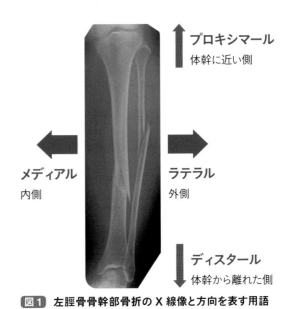

プロキシマール
体幹に近い側

メディアル
内側

ラテラル
外側

ディスタール
体幹から離れた側

図1 左脛骨骨幹部骨折のX線像と方向を表す用語

ディスタール
体幹から離れた側
（指先側）

アルナル
小指側

ラディアル
親指側

プロキシマール
体幹に近い側

図2 左橈骨遠位端骨折のX線像と方向を示す用語

術中に写して見ることのできる画像は手術によって左右、上下が反対になることもありますので、見える画像と動く方向を対応させましょう。

X 線透視装置とは

　X 線透視装置 図3 では、上方にある X 線管装置と下方の平面検出機に挟まれたものを X 線画像として見ることができます。その形から X 線装置全体を C アームとよびます。

　フットスイッチもしくは手動のスイッチがカメラのシャッターボタンにあたり、押すと X 線画像が写し出されます。画像はモニターに表示され、術中に X 線画像を見ることができます。

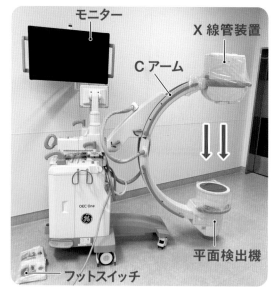

図3　X 線透視装置

操作のしかた

　X 線透視装置は術中に対象物を評価するために装置をさまざまな位置に動かすことができる仕組みとなっています。手洗いをしている術者は機械を動かすことができないため、診療放射線技師や外回り看護師に C アームの操作を指示することが多いです。機械にはたくさんのレバーがありますが、C アームを動かすレバーは 4 つです 図4 。

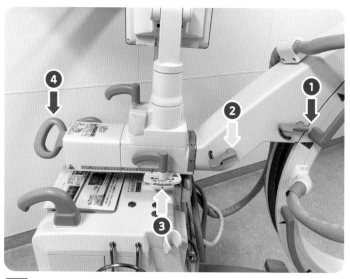

図4　C アームの動作レバー

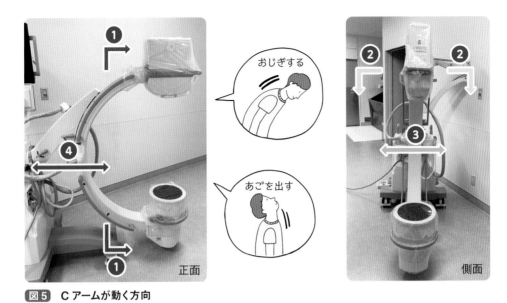

おじぎする

あごを出す

正面

側面

図5　C アームが動く方向
図4 の❶〜❹のレバーを解除するとそれぞれの方向に動く。

　レバーでロックを解除するとさまざまな方向に動かすことができます 図5 。例えば、図4❶の
レバーを解除すると、X 線管装置と平面検出機を C アームの方向に前後に動かす（図5❶）こと
が可能になります。とくに C アームを❶と❷の方向に動かすことが多いのでしっかり確認しておき
ましょう。実際に機械に触れてみると操作は難しくないことがわかるので、ぜひ一度動かしてみる
ことをおすすめします（機械によって形や動かし方が若干異なります）。

❶の上側に回すことを「おじぎして」、下側に回すことを「あごを出して」と
表現する術者もいます。

● 動かす際のコツ

　同時に複数のレバーのロックを解除すると C アームがさまざまな方向に動いてしまい、操作しに
くくなります。ロックを解除するレバーは 1 つのみとし、大きく動かさずにすこしずつ方向を調整
するほうがよいでしょう 図6 。

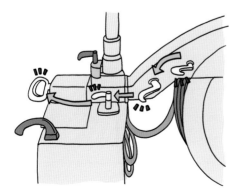

図6　C アームの動かし方
レバーは 1 つずつ解除する。

関連して知っておきたい 用 語

プロキシマール [proximal]

◉ **近位側**。整形外科では体幹に近い側。

ディスタール [distal]

◉ **遠位側**。整形外科では体幹から離れた側。

◉ 手足では体幹から離れた指先側の方向、位置。

メディアル [medial]

◉ **内側**。

ラテラル [lateral]

◉ **外側**。

ラディアル [radial]

◉ **橈側**。

◉ 前腕（うで）は親指側にある橈骨（radius）と小指側にある尺骨（ulna）の２本の骨がある。

◉ 骨がある方向、位置を表し、前腕や手首では**親指側**。

アルナル [ulnar]

◉ **尺側**。

◉ 前腕や手首の位置を表す。**小指側**。

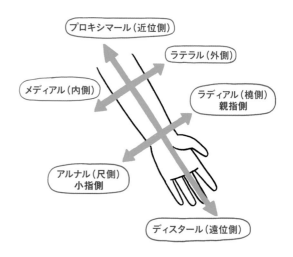

プロキシマール（近位側）
ラテラル（外側）
メディアル（内側）
ラディアル（橈側）親指側
アルナル（尺側）小指側
ディスタール（遠位側）

アンテリア ［anterior］

◎ **前方**。前側、腹側。

ポステリア ［posterior］

◎ **後方**。後ろ側、背中側。

クラニアル ［cranial］

◎ **頭側**。
<ruby>頭側<rt>とうそく</rt></ruby>

◎ （脊椎、骨盤の手術で使う）頭側。

コーダル・コードゥル ［caudial］

◎ **尾側**。
<ruby>尾側<rt>びそく</rt></ruby>

◎ （脊椎、骨盤の手術で使う）お尻側。

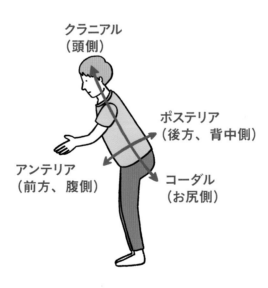

クラニアル
（頭側）

ポステリア
（後方、背中側）

アンテリア
（前方、腹側）

コーダル
（お尻側）

（安藤治朗）

scene 2 ▶ 骨接合

骨折をプレートで固定する手術中

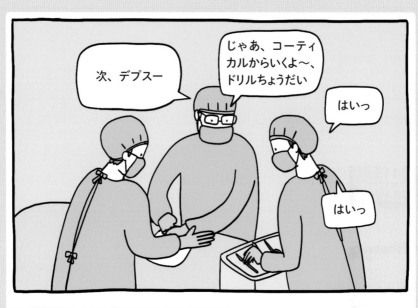

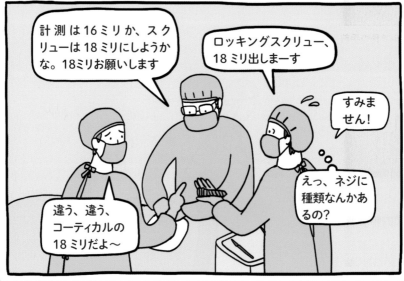

解 説

プレートとスクリューを用いて骨折部を固定する手術をしていますね。
スクリューには、骨折している部分をまたいで骨と骨を直接つなげたり、プレートと骨とを連結させたりする役割があります。スクリューを骨に固定するためにはさまざまな器具を用います。ここではスクリューの使用方法と用語を確認していきましょう。

プレートにスクリューを入れて固定する場合の手術手技

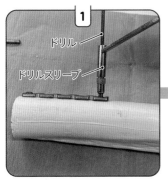

1
ドリル
ドリルスリーブ

2.5mmのドリルで骨の手前と奥の硬い部分に穴を開ける。穴を開ける際はドリルスリーブを用いる。

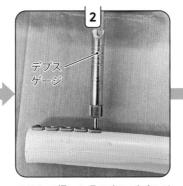

2
デプスゲージ

ドリルで掘った骨の穴にデプスゲージを通して、スクリューの長さを決める。

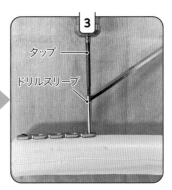

3
タップ
ドリルスリーブ

ドリルで掘った穴にタップで骨を削りネジの溝を作る。この工程は省略されることもある。

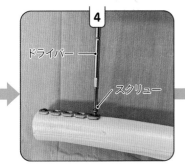

4
ドライバー
スクリュー

ドライバーを回してスクリューを入れる。

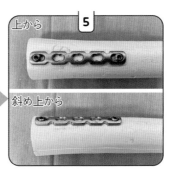

5
上から
斜め上から

完成。スクリューによってプレートと骨が固定されている。

直接骨にスクリューを入れて骨折を固定する場合の手術手技

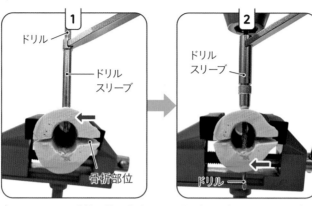

1 ドリル／ドリルスリーブ／骨折部位

太めのドリルで手前の骨に穴を開ける（←）。（今回は3.5mmのドリルを使用）。ドリル使用時はドリルスリーブを使う。

2 ドリルスリーブ／ドリル

同じ穴から細めのドリルで奥の骨の硬い部分に穴を開ける（←）。（今回は2.5mmのドリルを使用）。ドリル使用時はドリルスリーブを使う。

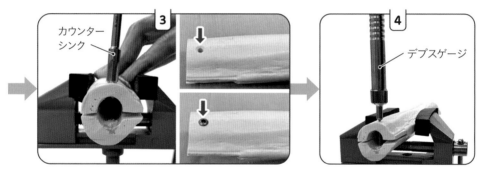

3 カウンターシンク

カウンターシンクで手前の穴を削る。カウンターシンクで手前の骨を削ることでスクリューヘッド全体が骨に密着するようになる（↓）。

4 デプスゲージ

ドリルで掘った穴にデプスゲージを通して、スクリューの長さを決める。

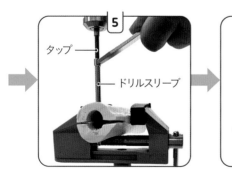

5 タップ／ドリルスリーブ

ドリルで掘った穴にタップで骨を削りネジの溝を作る。

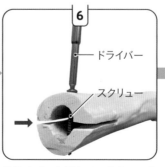

6 ドライバー／スクリュー

ドライバーを回してスクリューを入れる。この段階では骨の間の隙間は開いている（➡）。

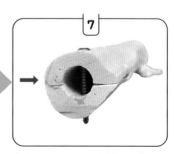

7

さらにスクリューを回して締めていくと骨の間の隙間が狭くなり、骨同士が圧迫され隙間が埋まっていく（➡）。適度な強さまでスクリューを締めて、終了。

関連して知っておきたい 用 語

ねじ、スクリュー [screw]

- 骨同士や骨とプレートと結合するための器具。日常で用いられる"ねじ"と構造は同じ。
- スクリューは端にある紡錘状に大きくなっているスクリューヘッド、ギザギザになっているスレッドからできている。
- 用途により一部ギザギザのないツルツルした部分（シャフト）があるスクリューを使うこともある。すべてギザギザになっているスレッドのみのスクリューをフルスレッドスクリュー、ツルツルの部分があるものをパーシャルスレッドスクリューという。
- 術者がスクリューの種類、太さと長さを指定して使用する。細かく区別されているので間違えないよう注意が必要。

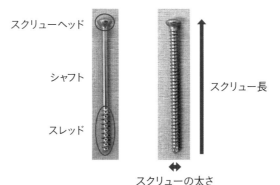

スクリューヘッド

シャフト

スレッド

スクリュー長

スクリューの太さ

パーシャルスレッドスクリュー　　フルスレッドスクリュー
（シャフトつきスクリュー）

スクリューと各部位の名称

スクリューヘッド [screw head]

- スクリュー（ねじ）の端にある紡錘状に大きくなっている部分。この部分に専用のドライバーが接続し、スクリューを回して入れたり外したりできる。
- ドライバーが接続する部分の形はさまざまで、星型、六角型、十字型などがある。

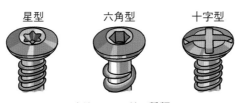

星型　　　　六角型　　　　十字型

スクリューヘッドの種類

コルテックススクリュー、コーティカルスクリュー [cortical screw]

◉ 皮質骨スクリュー。皮質骨（骨の周り〈骨の外側〉の硬い部分）に使用するスクリュー。
◉ キャンセラススクリューと比較するとスレッドの**ねじ山が浅く、ねじ山の間隔が短い。**

キャンセラススクリュー [cancellous screw]

◉ 海綿骨スクリュー。海綿骨（骨の中心の軟らかい部分）に使用するスクリュー。関節に近い場所で使用する。
◉ コーティカルスクリューと比較するとスレッドの**ねじ山が深く、ねじ山の間隔が広い。**すこし外径が大きい。

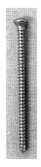 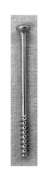

コルテックススクリュー　　　　キャンセラススクリュー
コーティカルスクリュー

・ねじ山が浅い　　　　　・ねじ山が深い
・ねじ山の間隔が狭い　　・ねじ山の間隔が広い
　　　　　　　　　　　　・すこし外径が大きい
　　　　　　　　　　　　・関節の近くの骨で用いる

ロッキングスクリュー [locking screw]

◉ スクリューヘッドにねじの溝があり、ねじの溝とプレートの溝を接続して固定する。
◉ 骨粗鬆症のような弱い骨の場合に、一般的なスクリューよりしっかりと固定できる。

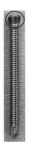 スクリューヘッドに
ねじの溝がある

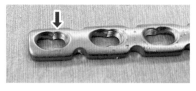 プレートにスクリューヘッドとつながる溝がある。

ロッキングスクリュー

・スクリューヘッドにねじの溝がある
・スクリューヘッドの溝とプレートの溝が接続して固定される

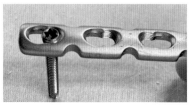 スクリューヘッドとプレートの溝同士で強固に固定される。

中空スクリュー [canulated screw]

◉ スクリューを固定する前に鋼線（ガイドピン）を固定し、鋼線の方向に合わせてスクリューを入れることができる。

◉ 正確な位置にスクリューを固定する際に用いる。通常のスクリューより高価格。

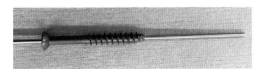

通常のスクリューと異なり、中に鋼線（ガイドピン）が通る。

ドリル [drill]

◉ スクリューを回して固定する前に、骨に通り道の穴を掘る器具。

◉ 使用するスクリューによって用いるドリルの太さは変わる。

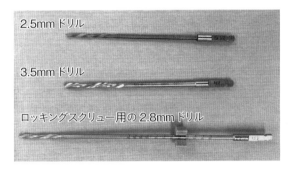

2.5mm ドリル

3.5mm ドリル

ロッキングスクリュー用の 2.8mm ドリル

カウンターシンク [countersink]

◉ スクリューの頭が骨に密着するように骨の表面を削る器具。

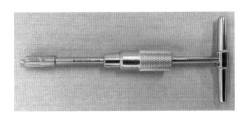

デプスゲージ、デプス ［depth gauge］

◉ ドリルで掘った穴の距離を測定する器具。

◉ ドリルで掘った穴に先端を通して測定する。使用するスクリューの長さを決めるために測定する。

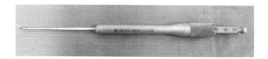

タップ ［tap］

◉ ドリルで掘った穴にスクリューを入れやすくするため、あらかじめ骨の穴の内側に溝を掘る器具。

◉ 先端にスクリューのスレッドのようなギザギザした部分がある。スクリューによっては不要なこともある。

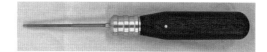

ワッシャー ［washer］

◉ スクリューを締めて固定する際に、スクリューヘッドと骨の間に挟むドーナツ型の金属。

◉ 穴にスクリューを通して使用する。

◉ 関節近くの骨折に対して圧迫をかけて固定するために用いることがある。

◉ 表側（スクリューヘッドが接触する面）はスクリューヘッドが密着するようにリングの内側が斜めにデザインされている。

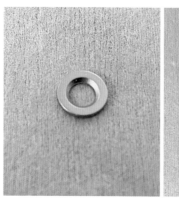

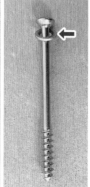

ドーナツ型の小さい器具（表側）。　穴にスクリューを通して使用する。

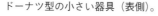

scene 3 ▶ 脊椎

脊椎インストゥルメンテーションの手術中

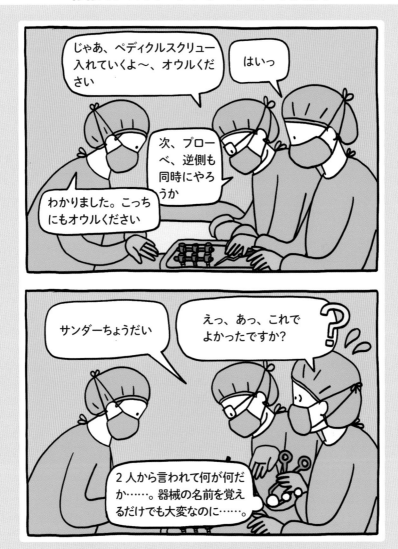

解 説

　脊椎の多くの手術でペディクルスクリューを設置します。設置するスクリューの数は手術によって異なりますが、一回の手術で少なくとも4本、多いときは20本以上設置します。スクリューは右側と左側を同時進行で設置することもあります。スクリュー設置に使用する手術器具と手順をしっかりと確認し、速やかに器具が出せるように準備をしましょう。

関連して知っておきたい 用 語

スパイン ［spine］

◉ **脊椎**。いわゆる"せぼね"のこと。背中側にある首からお尻にかけてつながった長い骨の集合体。

◉ 椎骨とよばれる骨がつながっている。首にある頚椎、背中にある肋骨とつながった胸椎、腰にある腰椎、お尻にある仙椎、尾骨から構成される。

◉ 頚椎、胸椎、腰椎、仙椎はそれぞれ骨の形が異なる。

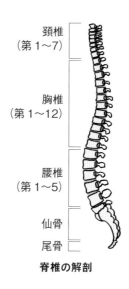

頚椎
（第1〜7）

胸椎
（第1〜12）

腰椎
（第1〜5）

仙骨

尾骨

脊椎の解剖

頚椎 ［cervical spine］

◉ 脊椎の首の部分。頚椎は7つの骨が重なってできている。

◉ 頭を支える・動かす役割と脳からつながる重要な神経である脊髄（頚髄）を守る役割がある。

◉ 頚椎の病気やけががあると首の痛み、手足の痺れや手足の麻痺、呼吸障害や排尿障害、排便障害などさまざまな症状を起こす。

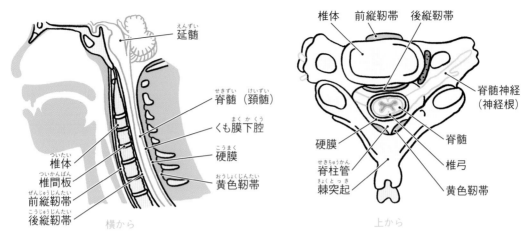

延髄（えんずい）

脊髄（頚髄）（せきずい・けいずい）

くも膜下腔（まくかくう）

椎体（ついたい）

椎間板（ついかんばん）

前縦靱帯（ぜんじゅうじんたい）

後縦靱帯（こうじゅうじんたい）

硬膜（こうまく）

黄色靱帯（おうしょくじんたい）

横から

椎体　前縦靱帯　後縦靱帯

脊髄神経（神経根）

硬膜

脊髄

椎弓

黄色靱帯

脊柱管（せきちゅうかん）

棘突起（きょくとっき）

上から

頚椎の解剖

腰椎（ようつい）[lumber spine]

◉ 脊椎の腰の部分。5つの骨が重なってできている。

◉ 腰椎の病気やけががあると腰痛、下肢のしびれや麻痺、排尿障害、排便障害などの症状を起こす。

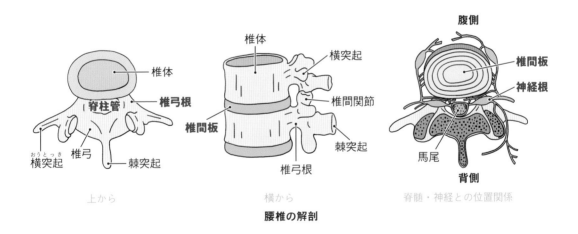

椎体

脊柱管

椎弓根

椎間板

横突起（おうとっき）

椎弓

棘突起

上から

椎体

横突起

椎間関節

椎間板

棘突起

椎弓根

横から

腹側

椎間板

神経根

馬尾

背側

脊髄・神経との位置関係

腰椎の解剖

椎間板（ついかんばん）[intervertebral disc]

◉ 椎体と椎体の間にある組織。圧力が加わると、圧力を分散させるクッションの役割がある。

脊柱管（せきちゅうかん）[spinal canal]

◉ 背中にある脊髄の通り道。加齢や病気で通り道が狭くなると脊柱管狭窄症を起こし、四肢が痛んだり、力が入らなくなったり、しびれの原因となったりする。

ペディクル ［pedicle］

◉ **椎弓根**。椎弓の左右に位置する椎体とつながっている部分。

◉ 脊椎の手術で用いるペディクルスクリューは、この骨の中を通して固定するスクリューのこと。

脊髄 ［spinal cord］

◉ 脳から続く神経の束。手足を動かす神経や感覚を脳に伝える神経が含まれている。脊椎に囲まれている。

デュラ ［dura mater］

◉ **硬膜**。脊髄を包む硬い膜のこと。

◉ 硬膜の中は脊髄液という水分で満たされている。術中に硬膜を損傷すると脊髄液が漏れて修復が必要となる。

神経根 ［nerve root］

◉ 脊髄から左右に枝分かれする細い神経。この神経が圧迫されたり、刺激を受けると力が入らなくなったり、しびれたりする。

疾患

頚椎症性脊髄症 ［cervical spondylotic myelopathy：CSM］

◉ 加齢などによる骨の変形、靭帯の変化により頚椎にある脊髄が圧迫されて症状を起こす疾患。

◉ 両手足がしびれたり、力が入らなくなったりする。

OPLL ［ossification of posterior longitudinal ligament］

◉ **後縦靭帯骨化症**。脊柱管の前側にある靭帯が骨に変化し、脊髄や神経根が圧迫されて症状を起こす疾患。

◉ アジア地域に多いといわれている。

LSS エルエスエス [lumbar spinal canal stenosis：LSCS]

◎ **腰部脊柱管狭窄症**ようぶ せきちゅうかんきょうさくしょう。脊柱管近くの骨、椎間板、靭帯の変化により脊柱管を通る神経や神経根が圧迫されて症状を起こす疾患。

◎ 足が動かしにくい、痺れる、長時間歩けないなどの症状を起こす。

側弯症そく わん しょう [scoliosis]

◎ **脊柱側弯症**。

◎ 脊椎を正面から見た場合に、左右に曲がっている状態。脊椎にねじれをともなうこともある。進行すると、腰背部痛や足のしびれ、心肺機能の低下をきたすことがある。

ヘルニア [disc herniation]

◎ **椎間板ヘルニア**。椎間板の一部が壊れて脊柱管内に飛び出すこと。飛び出した椎間板が脊髄や神経を圧迫して、痛みや手足のしびれ、筋力低下などを起こす。

◎ 消化器外科の鼠径ヘルニアもヘルニアといわれているので注意。

化膿性脊椎炎か のうせい せき つい えん [pyogenic spondylitis]

◎ 脊椎に発生する細菌感染症。抵抗力の低い高齢者に多い。部位では腰椎に多い。

◎ 尿路感染症やう歯（虫歯）といったほかの部位の感染症を起こした後、血液を介して脊椎に感染することが多い。

◎ 抗菌薬治療が必要で、重症例や難治症例では手術が必要なこともある。

脊椎腫瘍せき つい しゅ よう [spinal tumor]

◎ 背骨にできた腫瘍。背骨だけに腫瘍ができる原発性腫瘍と、ほかの部位のがん（肺がん、乳がん、前立腺がん）が背骨に転移してできる転移性腫瘍がある。

◎ 腫瘍を精査し、原因に応じて治療（化学療法、手術療法、放射線療法）を行う。

脊髄腫瘍せき ずい しゅ よう [spinal cord tumor]

◎ 脊柱管の中やその周りにできた腫瘍。腫瘍が脊髄を圧迫し、四肢の筋力低下、しびれなどさまざまな症状を引き起こす。MRI などの検査をして、切除のための手術を行う。

手術

脊椎インストゥルメンテーション [spinal instrumentation]

◉ スクリューやテープ、フックやロッドなどさまざまなインプラントを用いて脊椎を固定する手術の総称。

椎弓形成・ラミプラ [laminoplasty]

◉ **椎弓形成術**。脊椎の背中側の骨である椎弓を移動させて、脊柱管を広げる手術。
◉ 頚椎症性脊髄症や頚椎 OPLL に行われる手術。

頚椎前方除圧固定術 [anterior cervical discectomy and fusion：ACDF]

◉ 首の斜め前に傷を作り、症状の原因となっている椎間板や変性した組織を除去する。その後空いたスペースに骨や立方体の箱（ケージ）を詰め、金属プレートやスクリューで固定する手術。
◉ 頚椎椎間板ヘルニアや後縦靭帯骨化症などに行われる。

椎弓切除、ラミネク [laminectomy]

◉ **椎弓切除術**。脊椎の背中側にある椎弓や棘突起などを除去し、脊髄や神経の圧迫をとる手術。
◉ 腰部脊柱管狭窄症に行われる。

ヘルニア摘出術 [herniotomy, discectomy]

◉ 飛び出した椎間板（椎間板ヘルニア）を摘出する手術。
◉ ヘルニア摘出術に Love 法とよばれる手術法があり、ラブと呼称することもある。

MED [microscopic discectomy]

◉ **内視鏡下椎間板摘出術**。内視鏡を使用して飛び出した椎間板を切除する手術。
◉ 小さい傷で手術することができるため患者の負担は少ない。

PLIF [posterior lumbar interbody fusion]

◉ **後方経路腰椎椎体間固定術**。腰の上下に並んだ椎体を固定する手術。

◉ 背中の後方の傷から手術を行う。椎間関節を一部切除し、硬膜、神経根を避けて後方から操作する。椎間板を摘出し、できたスペースに別の部位から採った骨を詰めた立方体の箱（ケージ）を設置する。

TLIF [transforaminal lumbar interbody fusion]
（ティーリフ）

◉ **経椎間孔腰椎椎体間固定術**。上下の椎体を固定する手術。背中の後方の傷から手術を行う。
◉ 椎間関節の切除部位と椎体の間にケージを詰める方向が PLIF と異なる。

XLIF [extreme lateral interbody fusion]
（エックスリフ）

◉ **側方椎体間固定術**。

OLIF [oblique Lateral Interbody Fusion]
（オーリフ）

◉ **前外側椎体間固定術**。
◉ 背中の後方の傷と側腹部（脇腹）からの小さな傷で行う手術。PLIF と異なり、脇腹の傷から椎間板を摘出し、ケージを詰めて上下の椎体を固定する。
◉ 後方のみの手術と比べて患者への負担が少なく、変形に対してより大きく矯正できる。傷が2カ所のため術中に体位交換を行う。

手術器具

ノミ [chisel]

◉ 骨を切り落とす際に使用する、先端に刃がついた手術器具。ハンマーでノミの柄を叩いて使用する。
◉ 片刃のノミと両刃のノミを用途によって使い分ける。

エアトーム [surgairtome]
（サージエアトーム）

◉ 電動でバーが回り、そのバーの先で骨を削る機械。さまざまなものを削れるように先端にはスチールバーやダイヤモンドバーなど多くの形状や材質が用意されている。

ケリソン ［Kerrison rongeur］

◉ ケリソン鉗子。薄い骨や靭帯を除去する器具。
◉ 上側のみに刃があり、下側には刃がついていない。神経など傷つけたくない組織を温存しながら不要物を除去できる。

この部位に挟んだものを切除する

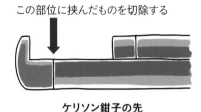

ケリソン鉗子の先

ヘルニア鉗子、キュレット ［curette rongeur］

◉ 不要な靭帯や軟部組織を先端で挟み、切除する器具。
◉ リュウエルなどでは大きくてアプローチできない場合や、細かく組織を切除したい場合に使用する。

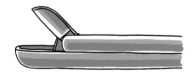

ヘルニア鉗子の先

リュウエル、リュエル ［Luer bone rongeur］

◉ 不要な骨などの硬い組織を削る器具。比較的大きく骨を把持し、削ることができる。

レトラクター ［retractor］

◉ 手術スペースを確保する、もしくは神経などの重要臓器を誤って傷つけないようによける器具。
◉ 使用する場所によって用途が異なるためさまざまな形がある。

ペディクルスクリュー ［pedicle screw］

◉ 脊椎の骨、椎弓根 (pedicle) に打ち込むスクリュー。ペディクルスクリューとロッドなどのインプラントを結合し、上下の脊椎の骨を固定する。

関連語 ペディクル（→ p.26）

オウル ［owl］

◉脊椎のペディクルスクリューを入れる場所に、はじめに骨の穴を開けてスクリューの入口をつくる器具。

プローべ、プローブ ［probe］

◉オウルに引き続いてスクリューを入れるための道を深く掘る器具。

デプスゲージ、デプス ［depth gauge］

◉ペディクルスクリューの長さを決めるための器具。

サンダー ［sounder］

◉**サウンダー**。スクリューを入れるために、プローべなどで掘った穴が予定した骨の位置にあるか探索する器具。脊髄や神経の方向に穴が向かっていないことを確認する。

タップ ［tap］

◉ペディクルスクリューを入れやすくするために、掘った骨の穴の中にあらかじめ溝を掘る器具。

ロッド ［rod］

◉英語で"棒"を意味する。脊椎の手術では脊椎を固定する金属の1つ。頭からおしりの向きに設置する金属で、スクリュー同士をつなぎ合わせる金属。

セットスクリュー ［set screw］

◉ペディクルスクリューとロッドが動かないように固定するねじ。

クロスリンク ［cross-link］

◉頭からおしり方向に設置される左右のロッド同士を固定する金属。金属同士の固定力が上がって手術部位が安定する。

（安藤治朗）

scene 4 ▶ 人工関節

人工膝関節全置換術（TKA）の手術中

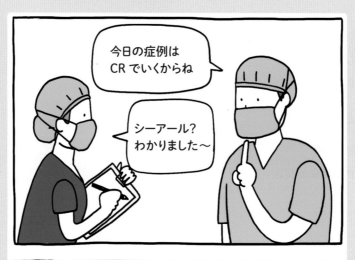

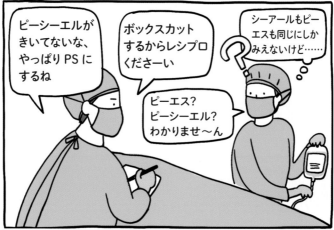

 解 説

人工膝関節全置換術（total knee arthroplasty：TKA）は加齢や使い過ぎにより膝関節にある軟骨が変性して、痛みや動きが悪くなったときに行う手術です。TKA においては CR 型、PS 型がよく行われています。これらの手術は膝の重要な靭帯である PCL（後十字靭帯）を残して行うか、PCL を切除して行うかで区別されます。PCL を残して行う TKA を CR 型 TKA、PCL を切除して行う TKA を PS 型 TKA といいます。

どちらの手術を選択するかは、医師が術前と術中の患者の膝状態を評価して決定します。「ピーシーエルがきいていない」ということはつまり "PCL が正しく機能していない" ということで、PCL が機能していない場合に適切な PS 型 TKA に手術方法を変更したということです。

関連して知っておきたい 用 語

フィーマー ［femur］

◉ **大腿骨**。太ももにある骨。股関節と膝の間にある骨。

◉ ヒトの骨のうち、もっとも長い骨。

ティビア ［tibia］

◉ **脛骨**。膝から足首の間の脚、下腿にある前内側にある太い骨。すねとして触れる骨。

◉ すね前面は"弁慶の泣きどころ"といわれ、ぶつけると痛い。

フィブラ ［fibula］

◉ **腓骨**。膝から足首の間の脚、下腿にある前内側にある細い骨。膝や足首の靭帯がついており、関節としての役割をもっている。

パテラ ［patella］

◉ **膝蓋骨**。膝の前方にあるにある骨。お皿の骨。膝を伸ばす筋肉がついている。

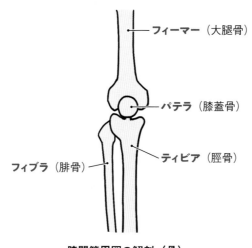

フィーマー（大腿骨）

パテラ（膝蓋骨）

ティビア（脛骨）

フィブラ（腓骨）

膝関節周囲の解剖（骨）

膝 OA ［osteoarthritis of the knee］

◎ **変形性膝関節症**。関節にある軟骨の年齢による変性や使い過ぎにより、関節を作る軟骨が変形すること。膝に痛みが出たり膝の動きが悪くなったりする。

◎ 骨折、靭帯損傷、半月板損傷などのけがの後遺症として発症することもある。

RA ［rheumatoid arthritis of the knee joint］

◎ **関節リウマチ**。リウマチ膝。自分自身の免疫反応によって起こる病気の１つ。

◎ 関節に炎症を起こし、軟骨や骨が破壊されて関節の機能が損なわれる病気。内科の治療を行っても症状が進行して関節が変形する場合に人工関節手術を行う。

TKA ［total knee arthroplasty］

◎ **人工膝関節全置換術**。変形性膝関節症、関節リウマチなどに行われる手術。

◎ 膝にある大腿骨、脛骨（＋膝蓋骨）の関節面をすべて人工関節に置き換える。手術により痛みや膝の動きが改善する。

UKA ［unicompartmental knee arthroplasty］

◎ **人工膝関節単顆置換術**。膝にある大腿骨、脛骨の関節面のうち、内側または外側の片方の関節を人工関節に置き換える手術。

◎ TKA と比較して、片方の手術のため患者の負担が少ない。

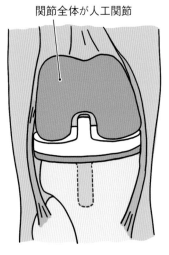

関節全体が人工関節

TKA（人工膝関節全置換術）

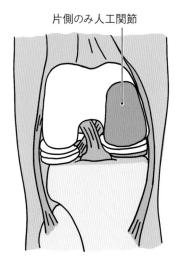

片側のみ人工関節

UKA（人工膝関節単顆置換術）

HTO ［high tibial osteotomy］

◉ **高位脛骨骨切り術**。脛の骨の形を矯正し、膝の体重がかかる場所を変化させて痛みを減らす手術。

◉ O 脚となった膝に対しては膝の内側に傷を作って手術をする。人工骨、プレート、スクリューを用いて O 脚を矯正する。

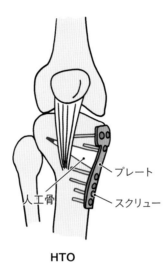

プレート

人工骨

スクリュー

HTO

CR 型 TKA ［posterior cruciate-retaining total knee arthroplasty：CR TKA］

◉ **後十字靭帯温存型 TKA**。膝後十字靭帯を残したまま行う TKA のこと。

◉ 医師が術前・術中の患者の膝状態を評価して術式を決定する。人工関節の大腿骨コンポーネントとインサートが PS 型と形が異なる。

PS 型 TKA ［posterior stabilized total knee arthroplasty：PS TKA］

◉ **後十字靭帯代償型 TKA**。後十字靭帯を切除して行う TKA のこと。

◉ 後十字靭帯切離型 TKA ともいう。

◉ 医師が術前・術中の患者の膝状態を評価し術式を決定する。人工関節の大腿骨コンポーネントとインサートが CR 型と形が異なる。

大腿骨コンポーネント ［femoral component］

◉ TKA で用いる人工関節の部品の 1 つ。大腿骨側の人工関節で大腿骨にはめ込む金属素材。

◉ 左右で部品の形が異なり、CR 型と PS 型でも形が異なる。

インサート [insert]

- TKA で用いる人工関節の部品の 1 つ。大腿骨側金属と脛骨側金属に挟まれるポリエチレン素材の白色の部品。脛骨トレイにはめ込んで使用する。
- CR 型と PS 型で形が異なる。

脛骨トレイ、脛骨コンポーネント [tibial tray, tibial component]

- ベースプレートともいう。TKA で用いる人工関節の部品。脛骨側の人工関節で脛骨にはめ込む金属素材。
- 左右がなく、CR 型と PS 型でも形は同一である。

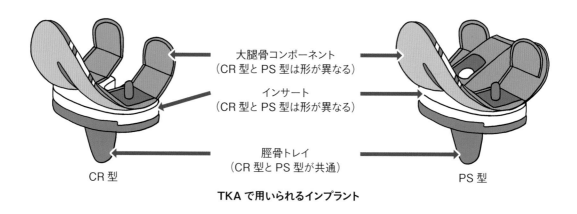

大腿骨コンポーネント
（CR 型と PS 型は形が異なる）

インサート
（CR 型と PS 型は形が異なる）

脛骨トレイ
（CR 型と PS 型が共通）

CR 型   PS 型

TKA で用いられるインプラント

膝蓋骨コンポーネント [patellar button, patellar component]

- TKA で用いる人工関節の部品で、お皿の骨にはめ込むポリエチレン素材の部品。
- 膝蓋骨の人工関節置換は必ず行うわけではないため、TKA の手術で使用しないこともある。

セメント TKA [cemented TKA]
ティーケーエー

- 骨とインプラントの間に流し込む。高齢による骨粗鬆症やもともとの病気で骨が弱い場合にセメントを用いて、金属と骨との間を安定化させる。**セメント固定**（→ p.140）
- セメントを使用する場合、セメントが固まる間にインプラント設置の作業をする必要がある。セメントを用いずに行う TKA をノンセメント TKA という。

症例で使われていた用語

PCL ［posterior cruciate ligament］
〈ビーシーエル〉

◉ **後十字靭帯**。膝関節内にある重要な靭帯の1つ。
〈こうじゅうじじんたい〉

ボックスカット ［box-cut osteotomy］

◉ 四角い形に骨を切り落とす、削り落とすことをいう。

◉ TKA の場合は特別なガイドをする手術機材を用いて、決められた骨を切り落とす。

レシプロ、オシュレーター、ボーンソー ［reciprocating saw, oscillator saw］

◉ 金属の先や横にノコギリの歯がついた骨を削る電動の機器をボーンソーという。TKA ではガイドを用いて使用することが多い。

◉ ボーンソーには形状が異なるレシプロソーやオシュレーターソーがある。

◉ レシプロソーはノコギリの歯が金属の横についており、ノコギリのように前後に動かして骨を削る。

◉ オシュレーターソーは金属の先にノコギリの刃がついており、左右に動かして骨を削る。

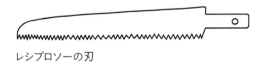

レシプロソーの刃

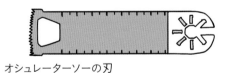

オシュレーターソーの刃

ボーンソー

scene 5 ▶ 肩（腱板損傷）

鏡視下腱板修復術 アンカー挿入時

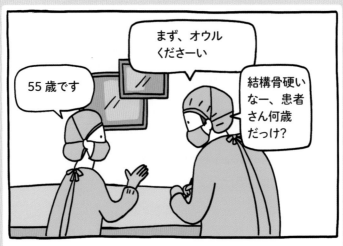

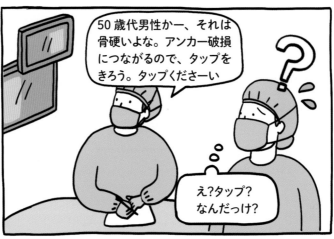

 解 説

傷めて切れた肩の腱板（ローテーターカフ→ p.40）を治す手術をしていますね。腱板を治すために骨のなかに糸やテープ付きの杭であるアンカーを使用します。アンカーはあらかじめ骨の外側の硬い部分にオウルという器械で穴を開け、その開けた穴を通して骨の中にアンカーを入れます。50歳代男性のように骨が硬い場合には、穴を開けるだけではアンカーがスムーズに骨の中に入らないことがあります。アンカーを無理やりに穴の中に押し込もうとすると、アンカーが壊れてしまうことがあるため注意が必要です。ねじ付きのアンカーを使用している場合は、タップという骨の穴に溝をつける器具を使用するとアンカーが骨の中に入りやすいです。

関連して知っておきたい 用語

解剖

肩甲骨 [scapla]
<small>けん こう こつ</small>

◉ 肩の後方内側の触ることのできる逆三角形の平らな骨。肩を動かすさまざまな筋肉がついている。上腕骨と肩関節を構成する。

上腕骨 [humerus]
<small>じょう わん こつ</small>

◉ 肩から肘までの"二の腕"にある骨。肩甲骨と肩関節を構成する。

鎖骨 [clavicle]
<small>さ こつ</small>

◉ 首のすぐ下から肩まで続く細長い骨。皮膚から触れやすく、骨折の頻度が高い。

三角筋 [deltoid muscle]
<small>さん かく きん</small>

◉ 肩の外側表面にある大きな筋肉。腱板の筋と連動して腕を前に上げたり、外側に上げたりすることができる。

棘上筋 [supraspinatus muscle]
<small>きょくじょう きん</small>

◉ 肩の関節近くの上方筋肉。インナーマッスルともいわれている。**腕を外側に上げる作用をもつ。ローテーターカフ（→ p.40）の筋の１つ。**

棘下筋 [infraspinatus muscle]
<small>きょく か きん</small>

◉ 肩の関節近くの後上方にある筋肉。インナーマッスルともいわれている。**腕を外側に捻る動きや水平に腕を広げる作用がある。** ローテーターカフの筋の１つ。

肩甲下筋 [subscapular muscle]
<small>けん こう か きん</small>

◉ 肩関節の前方にある筋肉。インナーマッスルともいわれている。**腕を内側に捻る動きや水平に腕**

を内側に向ける作用がある。ローテーターカフの筋の1つ。

小円筋 [teres minor muscle]

◎ 肩関節後方にある筋肉。インナーマッスルともいわれている。**腕を外側に捻る**作用がある。ローテータカフの筋の1つ。

腱板、 ローテーターカフ [rotator cuff]

◎ 棘上筋、棘下筋、肩甲下筋、小円筋を合わせた総称。肩のインナーマッスル。
◎ この部分を外傷で損傷して切れる、または加齢ですり減り切れると腱板断裂となる。

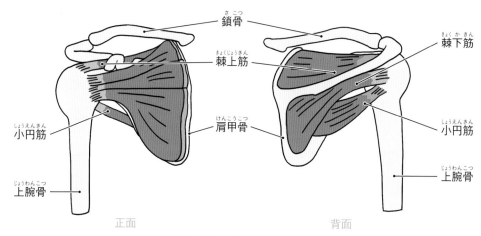

正面　　　　　　　　　背面

肩関節周囲の骨とローテーターカフ

上腕二頭筋長頭、 LHB [long head of biceps]

◎ 二の腕にある筋肉でいわゆる"力こぶ"といわれる筋肉が上腕二頭筋。
◎ 上腕二頭筋は肩近くで2つに分かれ、2つのうち長いほうは肩関節まで伸びており、上腕二頭筋長頭（腱）という。
◎ 腱板断裂に合併して上腕二頭筋腱炎を合併することもあり、必要に応じて腱を骨にスクリューで打ちつける腱固定や腱を切除する腱切離を行う。

鎖骨骨折 [clavicle fracture]

◎ 鎖骨の骨折。若年から高齢まで広い年齢層で受傷する。手術をしない保存治療と手術治療がある。

◎ 骨折のずれが大きい場合や早期の社会復帰を望む場合は手術治療（プレートでの骨折手術）を行う。

上腕骨近位端骨折 [proximal humerus fracture]

◎ 骨粗鬆症に関連する骨折。高齢者では転倒による受傷が多い。X線やCT画像で診断する。

◎ ずれが少ないものは保存治療を行い、ずれが大きいものはプレートや髄内釘を用いた骨折手術を行う。骨折部がバラバラに粉砕している場合は人工関節手術（肩人工骨頭置換術、リバース型人工肩関節置換術）を行う。

肩関節脱臼 [shoulder dislocation]

◎ 肩は人体で脱臼しやすい関節といわれている。肩甲骨と上腕骨で構成する関節が外れること。転倒やスポーツでの接触などで受傷する。肩痛と肩の変形、肩関節運動不能がみられる。

◎ X線で診断し、診断後は早急に脱臼を戻す徒手整復が必要となる。脱臼を戻した後にも脱臼を繰り返してしまう場合は反復性肩関節脱臼と診断され、手術が必要。

腱板断裂 [rotator cuff tear]

◎ 腱板（ローテーターカフ）の筋腱のうち、いずれかもしくは複数部分が断裂していること。

◎ 加齢による変化と若年者のスポーツ、転倒などのさまざまな外傷によって受傷する。症状は肩の痛み、筋力低下、肩が上がらないなどの可動域制限などがある。MRIやエコー検査で診断する。

◎ 症状、損傷している部位や損傷範囲で内視鏡での手術（内視鏡下腱板修復術、内視鏡下上方関節包再建術）、高齢者ではリバース型人工肩関節置換術が行われる。

肩OA [shoulder osteoarthritis]

◎ **変形性肩関節症**。肩甲骨と上腕骨で構成する関節にある軟骨の年齢による変性や使い過ぎにより、関節を作る軟骨が変形すること。

◎ 疼痛や可動域制限など症状が強い場合は人工関節手術を検討する。

CTA [cuff tear arthropathy]
シーティーエー

◉ **腱板断裂症性関節症**。はじめに腱板損傷を起こし、引き続いて変形性関節症を起こすこと。

◉ 疼痛や可動域制限など症状が強い場合はリバース型人工肩関節全置換術を検討する。

手術

ARCR [arthroscopic rotator cuff repair]
エーアールシーアール

◉ **鏡視下腱板修復術**。内視鏡で行う腱板断裂手術。

◉ スーチャーアンカーなどを用いて腱板を正しい位置に縫い付ける手術を行う。

腱板断裂 　　　　　　　　　　　鏡視下腱板修復術

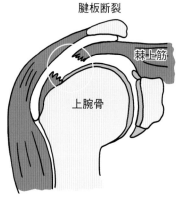 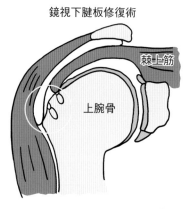

腱板が切れると肩の痛みや運動障害の　　　スーチャーアンカーなどを用いて損傷した
原因となる。　　　　　　　　　　　　　　部位を縫い直す。

腱板断裂に対する腱板修復術

TSA [total shoulder arthroplasty]
ティーエスエー

◉ **人工肩関節全置換術**。腱板断裂がなく、腱板がしっかり機能している変形性肩関節症などの患者
に行われる肩の人工関節手術。

◉ 人工関節は上腕骨、肩甲骨に似た形状。

リバース、 RSA [reverse shoulder arthroplasty]
アールエスエー

◉ **リバース型人工肩関節置換術**。腱板断裂がある変形性肩関節症、重度の腱板断裂、腱板症性関節
症、粉砕した上腕骨近位部骨折に行われる手術。

◉ 本来肩関節は肩甲骨側が受け皿の形をして上腕骨側が丸みを帯びているが、リバース型人工肩関
節では肩甲骨側が丸い形、上腕骨側が受け皿と逆転している。そのためリバース型といわれてい
る。近年増えている手術。

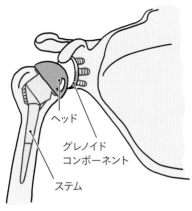

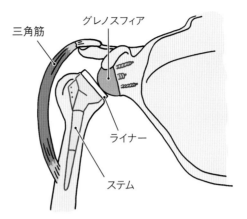

三角筋

グレノスフィア

ライナー

ステム

ヘッド

グレノイド
コンポーネント

ステム

人工肩関節全置換術

リバース型人工肩関節置換術

人工骨頭、 ヘミ、 ヘミアルスロプラスティー ［shoulder hemiarthroplasty］

◉ **肩人工骨頭置換術**。上腕骨のみ人工関節に置き換え、肩甲骨側は人工関節にしない半分のみ人工
関節に変える手術。

◉ 腱板断裂のない粉砕した上腕骨近位部骨折に行うことがある。

手術器具

アンカー、 スーチャーアンカー ［suture anchor］

◉ アンカーとは船で使う錨（いかり）の意味。整形外科の手術では糸やテープ付きの杭（くい）を意味する。

◉ 杭を骨に埋め込み、そこから出ている糸で靭帯や腱を修復する。肩の手術では杭が錨の形状のも
のとねじの形状になっているものがある。

オウル ［owl］

◉ アンカーを入れる骨にあらかじめ穴を開ける器具。内視鏡で見ながら使用する。

タップ ［tap］

◉ アンカーのネジを入れやすくするために、掘った骨の穴のなかにあらかじめねじの溝を掘る器具。

◉ 骨が硬い男性には用いるが、骨が弱い高齢女性には固定力を下げる可能性があるため使わない。
scene2 のタップ（→ p.22）と役割は同じ。

インターフェランススクリュー [interference screw]

◎ 腱などの軟部組織、糸やテープを巻き込んで骨に固定するスクリュー。腱板断裂手術や腱固定の手術に使用する。

◎ 金属製のスクリューと骨の中で吸収される生体吸収性のスクリューがある。

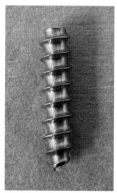 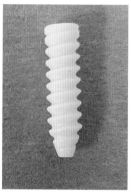

金属スクリュー　　生体吸収性スクリュー

（安藤治朗）

scene 6 ▶ 膝（前十字靭帯損傷）

膝前十字靭帯再建術

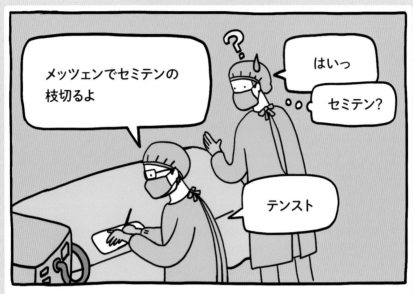

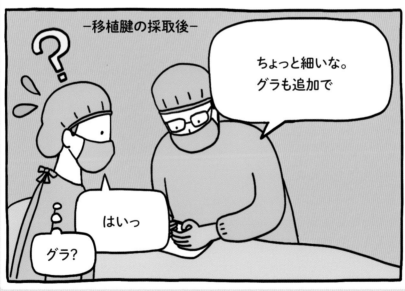

解 説

 手術手技の工程を確認して臨んだのですが、飛び交う英語？がわからず、手術についていけませんでした

 おつかれさまです。解剖や道具などの聞きなれない言葉が多くて混乱しますよね。
この手術は壊れてしまった膝前十字靭帯の機能を取り戻す膝靭帯再建手術です。身体の別のところにある腱を採取して前十字靭帯の代わりを作り直す手術をしています。腱は、この症例のように太ももの裏のハムストリングから採る方法や、膝のお皿の近くの腱から採る方法などがあります

 同じ膝の手術でも採ってくる腱の場所は異なるのですね

 そのとおりです。術前にどのような手術をするか医師に確認が必要です。膝の靭帯手術でよく使われる用語を次にまとめました。確認しておきましょう

関連して知っておきたい 用語

解剖

ACL [anterior cruciate ligament]
エーシーエル

- 前十字靭帯。前方にあり脛骨の内側から大腿骨の外側に伸びる。関節鏡で観察、治療できる。
- 大腿骨と脛骨をつなぐ靭帯のうち関節内にある十字に交差する2つの靭帯のうちの1つ。

PCL [posterior cruciate ligament]
ピーシーエル

- 後十字靭帯。後方にあり脛骨外側から大腿骨内側に伸びる。関節鏡で観察、治療することができる。
- 大腿骨と脛骨をつなぐ靭帯のうち関節内にある十字に交差する2つの靭帯のうちの1つ。

MCL [medial collateral ligament]
エム シーエル

- 内側側副靭帯。膝関節を構成する大腿骨と脛骨をつなぐ靭帯のうち、関節の側方についている内側の靭帯。
- 関節の中にはないため関節鏡では観察できない。

LCL [lateral collateral ligament]
エルシーエル

- 外側側副靭帯。膝関節を構成する大腿骨と脛骨をつなぐ靭帯のうち、関節の側方についている外側の靭帯。
- 関節の中にはないため関節鏡では観察できない。

MM [medial meniscus]
エム エム

- 内側半月板。
- 半月板は膝関節内に大腿骨と脛骨に挟まれる形で内側と外側に1つずつあり、膝にかかる力を分散させる機能や膝関節を安定させる機能がある。
- 関節鏡で観察、治療することができる。

LM ［lateral meniscus］
エル エム

◉ **外側半月板。**
がい そく はん げつ ばん

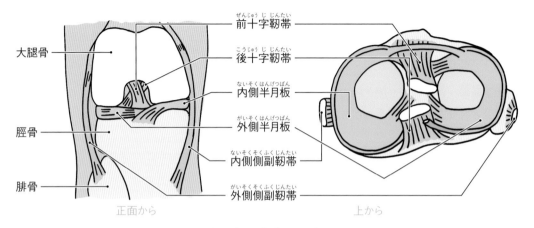

大腿骨	前十字靭帯 ぜんじゅう じ じんたい
	後十字靭帯 こうじゅう じ じんたい
脛骨	内側半月板 ないそくはんげつばん
	外側半月板 がいそくはんげつばん
腓骨	内側側副靭帯 ないそくそくふくじんたい
	外側側副靭帯 がいそくそくふくじんたい
正面から	上から

膝の重要な靭帯と半月板

膝窩筋腱 ［popliteus muscle］
しっ か きん けん

◉ 膝の大腿骨側の外側から膝の後ろ側を通り、脛の骨のうしろにつながる筋肉。

◉ 膝の内視鏡で関節内の外側に観察することができる。

疾患・手術

半月板断裂 ［meniscus tear］
はん げつ ばん だん れつ

◉ 内側または外側半月板が加齢による変化やスポーツなどによる外傷で傷がついた状態のこと。

◉ 痛みや膝を動かせない原因となっている場合は、関節鏡で傷んでいるところを糸で縫合し修復する半月板縫合術を行う。

◉ 縫合がむずかしい場合は傷んだ組織を切除する**半月板切除術**を行うこともあるが、半月板は膝関節において重要な組織であるため可能な限り修復を試みる。

靭帯修復 ［ligament repair］
じん たい しゅう ふく

◉ 切れた靭帯が再生してもとに近い状態に戻るように切れた靭帯同士を縫合する手術、靭帯を正しい位置に戻してアンカーなどに結びつけて固定する手術を靭帯**修復**手術という。

◉ 靭帯修復手術がむずかしい膝前十字靭帯や後十字靭帯では靭帯**再建**手術を行う。

靭帯再建 [ligament reconstruction]

じん たい さい けん

◉ 前十字靭帯や後十字靭帯は靭帯そのものの再生能力が低く、修復手術はむずかしいとされている（自然に靭帯が治るのを待っていても元の機能は取り戻せない）。

◉ 靭帯の役割をほかの組織で補う手術を、靭帯再建手術という。

◉ 膝の靭帯手術では半腱様筋、骨つきの膝蓋腱グラフトを用いて靭帯再建手術を行う。

半腱様筋、セミテンエスティー [半腱様筋グラフト：semitendinosus graft]
薄筋、グラシリス、グラ、ジー [薄筋腱グラフト：gracilis tendon graft]

はん けん よう きん
はく きん

1
章

scene 6

膝（前十字靭帯損傷）

◉ 太ももの内側にある筋腱。腱損傷に対する再建手術に用いる。膝靭帯損傷の手術でよく用いられる。膝近くの脛骨側内側に傷をつくり、腱を取って手術を行う。

◉ 半腱様筋のみでは不十分な際に、薄筋腱を追加して取る。剪刀（はさみ）やテンドンストリッパーを用いて腱を取り出す。

◉ 実際に大腿骨、脛骨に固定する際はエンドボタンという部品や人工靭帯をつないで使用する。

→ 2章 09 膝前十字靭帯再建術（→ p.180）

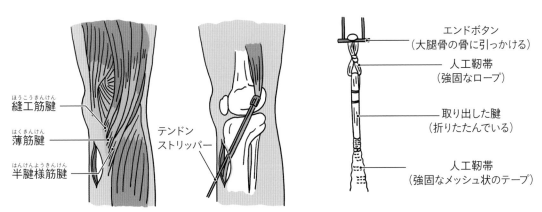

縫工筋腱 ほうこうきんけん
薄筋腱 はくきんけん
半腱様筋腱 はんけんようきんけん
テンドンストリッパー
エンドボタン（大腿骨の骨に引っかける）
人工靭帯（強固なロープ）
取り出した腱（折りたたんでいる）
人工靭帯（強固なメッシュ状のテープ）

半腱様筋グラフトの採取部位、採取方法
膝内側から見た解剖。脛骨近位内側に傷をつくり、半膜様筋をテンドンストリッパーで採取する。

BTB [bone patellar tendon bone graft]

ビーティービー

◉ 骨つき膝蓋腱グラフト。膝靭帯損傷の手術で用いられる。

しつ がい けん

◉ 膝の前面に傷を作り、膝のお皿の下側で骨ごと腱を採り、膝靭帯再建の手術に用いる。

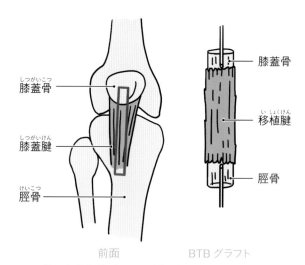

膝蓋骨〔しつがいこつ〕

膝蓋腱〔しつがいけん〕

脛骨〔けいこつ〕

膝蓋骨

移植腱〔いしょくけん〕

脛骨

前面　　　　　BTB グラフト

骨つき膝蓋腱グラフトの採取部位
膝蓋腱が付着する膝蓋骨と脛骨を一緒に取り出す。

ステープル ［staple］

◉ もともと U 字の形をした留め具を意味する。日常雑貨ではホチキスともいわれる。

◉ 膝の手術では移植する腱を適切に引っ張った状態で骨に固定する。

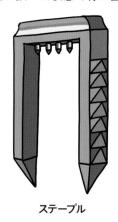

ステープル

DSP〔ディーエスピー〕 ［double spike plate］

◉ **ダブルスパイクプレート**。移植する腱（正確には腱につながった医療用の糸）を適切に引っ張った状態で骨に固定するための医療器具。

◉ 2 カ所に尖ったスパイクがついている金属プレート。骨に打ち付けてスパイクが骨に刺さるようにして固定される。さらにスクリューでしっかりと固定される。

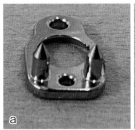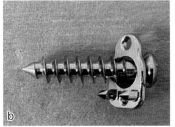

DSP
a：小さい金属の板に２カ所尖ったスパイクがついている。
b：中央の穴にスクリューを入れて骨に強固に固定する。

症例の用語

ハム、ハムストリングス [hamstrings]

◉ 太ももを後ろにある膝を曲げる筋肉の総称。大腿二頭筋、半腱様筋、半膜様筋を合わせた呼び名。

メッツェン [Metzenbaum scissors]

◉ **メッツェンバウム剪刀**。組織を切るための剪刀（ハサミ）の１つ。先端が細く、細かい組織を切るのに使用する。

テンドンストリッパー、テンスト、テンドンハーベスター [tendon stripper, tendon harvester]

◉ 再建に使うための腱を取り出す手術器具。半腱様筋グラフトを取るときに用いられる。
◉ 手が届かない深い位置まで腱の周りを剥離し、切り出すことができる。

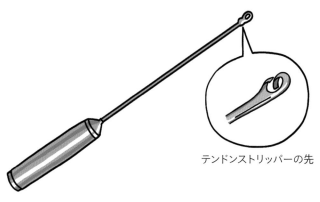

テンドンストリッパーの先

テンドンストリッパー

（安藤治朗）

2章

動画と先輩ナースの
セリフで予習
〈手術のシナリオ〉

はじめに

整形外科手術を控えた
あなたのための
あした使える手術のシナリオ

　疾患の知識はテキスト、器械の組み立て方はメーカーの手技書、解剖はアプリ、術野はYouTube……。オペナースが手術に臨むには、たくさんのコンテンツと対峙しなければなりません。

　そんなオペナースを救うべく、あしたの手術をシュミレーションできるシナリオをつくりました。疾患から術後の注意点までを網羅しているので患者への理解が深まるとともに、後輩指導にも役立ちます。

　整形外科手術で頻度の高い9手術を取り上げています。

01　橈骨遠位端骨折の掌側ロッキングプレート固定
02　大腿骨転子部骨折の観血的手術（髄内釘固定）
03　足関節骨折の観血的整復固定術
04　大腿骨頚部骨折の人工骨頭置換術（BHA）
05　腰椎の除圧術／除圧固定術
06　人工股関節全置換術（THA）
07　人工膝関節全置換術（TKA）／
　　人工膝関節単顆置換術（UKA）
08　肩腱板断裂修復術
09　膝前十字靭帯再建術

　手術に必要なことをぎゅぎゅぎゅっと詰め込んだシナリオです。

2章の使い方

1
○○手術、ここをおさえる

患者を知る！

2
準備する器械／おもに使用する器械

動画 付きの器械は動画でも使い方や渡し方が見られる！

3
器械出しにつながる！解剖

4
手術の手順と器械出しのキモ

動画 付きの器械は動画で手術が見られる！

準備物や器械出しのタイミング・極意がわかる！

5
術後はここに注意する

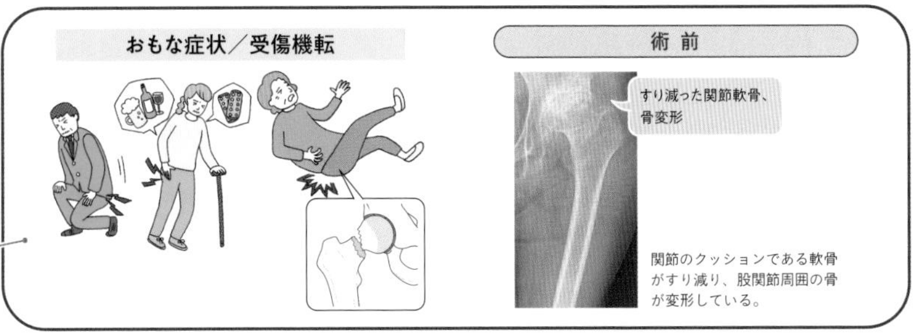
おもな症状／受傷機転
術前
すり減った関節軟骨、骨変形
関節のクッションである軟骨がすり減り、股関節周囲の骨が変形している。

POINT

おもな症状や受傷機転、患者の術前と術後の状態などをインプット。

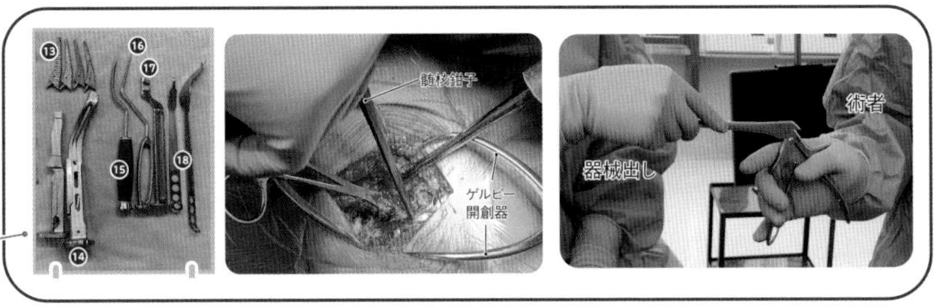
13
16
17
15
18
14
ゲルピー開創器
器械出し
術者

POINT

使用場面、渡し方、組み立て方をインプット。

POINT

アプローチ法や損傷に注意したい神経や動静脈などをインプット。

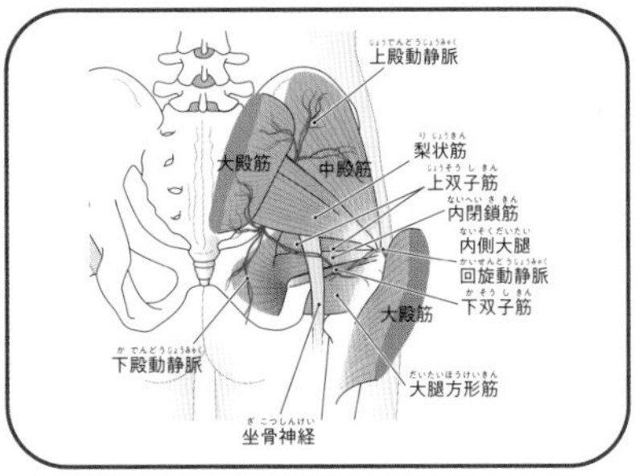
上殿動静脈
梨状筋
上双子筋
内閉鎖筋
内側大腿
回旋動静脈
下双子筋
大殿筋
中殿筋
大殿筋
下殿動静脈
大腿方形筋
坐骨神経

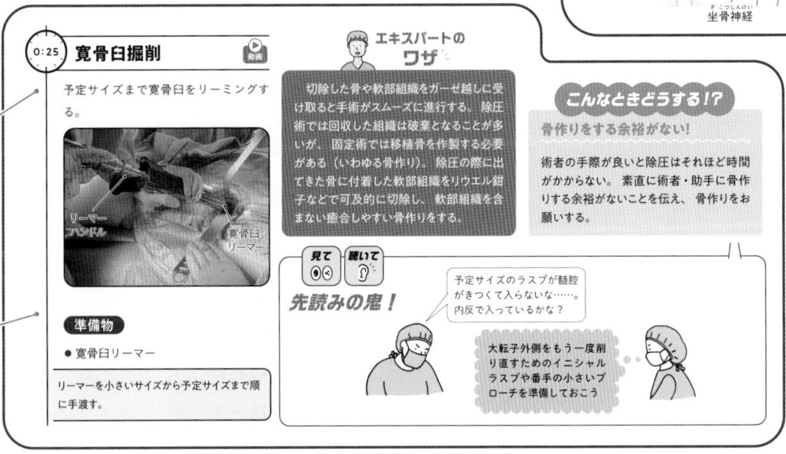
0:25
寛骨臼掘削
動画
予定サイズまで寛骨臼をリーミングする。
リーマーハンドル
寛骨臼リーマー
準備物
● 寛骨臼リーマー
リーマーを小さいサイズから予定サイズまで順に手渡す。
エキスパートのワザ
切除した骨や軟部組織をガーゼ越しに受け取ると手術がスムーズに進行する。除圧術では回収した組織は破棄となることが多いが、固定術では移植骨を作製する必要がある（いわゆる骨作り）。除圧の際に出てきた骨に付着した軟部組織をリウエル鉗子などで可及的に切除し、軟部組織を含まない癒合しやすい骨作りをする。
こんなときどうする!?
骨作りをする余裕がない!
術者の手際が良いと除圧はそれほど時間がかからない。素直に術者・助手に骨作りする余裕がないことを伝え、骨作りをお願いする。
見て
聴いて
先読みの鬼！
予定サイズのラスプが髄腔がきつくて入らないな……。内反で入っているかな？
大転子外側をもう一度削り直すためのイニシャルラスプや番手の小さいブローチを準備しておこう

POINT

この書籍のメインパート。先輩ナースのワザや先読み視点をインプット。

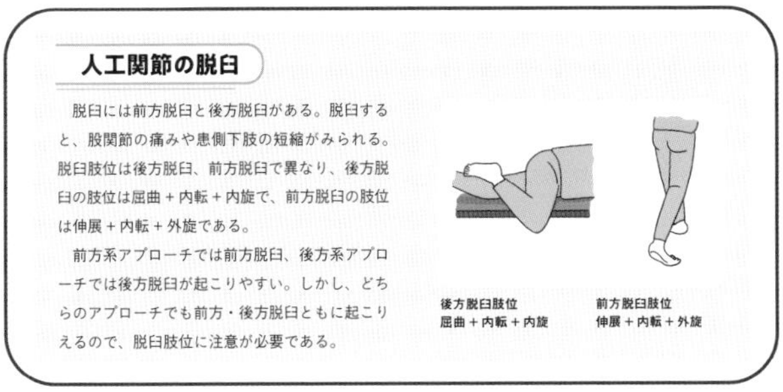
人工関節の脱臼
脱臼には前方脱臼と後方脱臼がある。脱臼すると、股関節の痛みや患側下肢の短縮がみられる。脱臼肢位は後方脱臼、前方脱臼で異なり、後方脱臼の肢位は屈曲＋内転＋内旋で、前方脱臼の肢位は伸展＋内転＋外旋である。
前方系アプローチでは前方脱臼、後方系アプローチでは後方脱臼が起こりやすい。しかし、どちらのアプローチでも前方・後方脱臼ともに起こりえるので、脱臼肢位に注意が必要である。
後方脱臼肢位
屈曲＋内転＋内旋
前方脱臼肢位
伸展＋内転＋外旋

POINT

術後に注意すべきことや合併症をインプット。

01 橈骨遠位端骨折の掌側ロッキングプレート固定

橈骨遠位端骨折の掌側ロッキングプレート固定、ここをおさえる

おもな症状／受傷機転

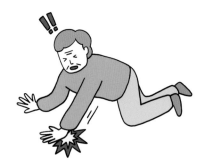

橈骨遠位端骨折は、立位からの転倒（低エネルギー）による受傷が最多で受傷機転の49〜77%を占める。50〜70歳の女性に多発し、脆弱性骨折のなかでは脊椎圧迫骨折、大腿骨近位部骨折に次いで多い。閉経による女性ホルモンの低下から骨粗鬆症を引き起こしやすいことに起因する。

橈骨遠位端骨折受傷後に大腿骨近位部骨折が起こるのは受傷後1カ月以内が最多である。ほかの脆弱性骨折も本骨折の受傷10年以内で発生リスクが高い。

代表的な疾患

- 橈骨遠位端骨折
- Colles 骨折
- Smith 骨折
- 掌背側 Barton 骨折
- 橈骨遠位端関節内粉砕骨折

こんな手術

橈骨の掌側を3〜6cm程度切開し、骨折部を整復、Kワイヤーで仮固定する。おおむね整復できたらプレートを設置、位置を仮固定して鉗子でさらにプレートと骨を圧着し、スクリューで固定する。

術 前

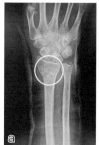

ⓐ 単純X線正面像　ⓑ 単純X線側面像

60歳代、男性。2mの高さから墜落し、多発外傷を負った。橈骨の骨幹端が折れて背側（手の甲側）に転位するColles骨折となっている（a、b）。橈骨遠位端骨折の80%がこのタイプである。

術 後

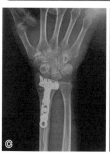
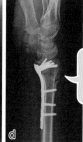

ⓒ 単純X線正面像　ⓓ 単純X線側面像

掌側ロッキングプレートで固定した

背側に転位していた骨片が整復されて長さが戻り（c）、整復されていることがわかる（d）。

手術の基本データ

▶ **適応**	関節内に骨折線が入っている骨折型すべてが適応となる。近年では関節内に骨折線が入っていないタイプの骨折でも、早期の社会復帰のために手術適応となることが多い。
▶ **麻酔の種類**	全身麻酔単独でも、腕神経叢ブロック（鎖骨上法もしくは腋窩法）でも可能。なお、全身麻酔＋腕神経叢ブロックも多い。
▶ **手術体位**	仰臥位で肩外転 90°。
▶ **出血量**	少量～100mL 程度。
▶ **手術時間**	通常は 30 分～1 時間程度。
▶ **傷の大きさ**	watershed line（分水嶺）まで確認して、小さければ 3cm 程度で可能。しっかり整復を行ってインプラントを設置するために皮膚切開を 5cm 程度まで追加することもある。
▶ **インプラント**	あり。通常は掌側ロッキングプレートのみ。骨折の部位によっては背側からプレートを置くこともある。
▶ **組み立て**	組み立てが必要なインプラントと、はじめからスリーブ（sleeve）がついているインプラントがある。

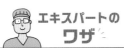

手はカーボン台（透視が見える）を使用する。透視は必須。最近は小型の透視台も散見されるが、ワーキングスペースが小さく手術が行いにくいので、大きめの透視台を選択するようにする。

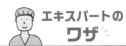

エアーターニケットは使用しても使用しなくてもよい。使用するとほぼ出血はないが、ターニケットを外して（デフレート）出血を確認しなければ、術後思わぬ出血をきたすことがある。ターニケットを使用しない場合は、術中に止血しながらすすめていくので、術後出血はあまり気にならない。展開のみターニケットなしで、展開後はターニケットを使うこともある。

なお、シャント側を受傷した透析患者にターニケットは使用できない。

準備する器械

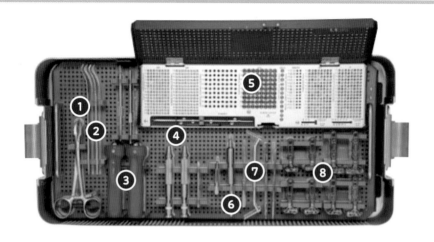

❶ 通常の整復鉗子　❷ レトラクター　❸ コーティカルドライバー　❹ ロッキングドライバー
❺ スクリュー各種　❻ デプスゲージ　❼ コーティカルスリーブ　❽ プレート

ほかには、器台覆布、各サイズ術衣、滅菌手袋、手ふき（2人用）、スポイト、バイポーラコード、吸引の先、刷毛（ウエットプレット）、線入りガーゼ、手台、メス刃 NO.15、皮膚ペン、エスマルヒ、ストッキネット、3-0 VICRYL、ステリストリップ、サージンプルーフ、覆布（120cm × 120cm）3枚、整形セット、ドリルセット（ドリル・チャック・ピンコレット）、骨把持鉗子、イメージカバー、DVR プレートセット、エレバラスパ、ピンカッターなども用意しておく。

おもに使用する器械

K ワイヤー

本術式の立役者！

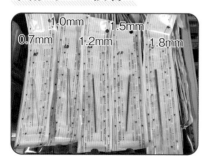

- 整復や仮固定に使用する。
- 1.2〜1.6mm 程度を使用することが多いが、若年者で骨が強い場合や強固な仮固定を要する場合は 1.8〜2.0mm 程度を使用することもある。
- 小さな骨片を固定する場合は 0.7mm や 1.0mm で骨を最終固定することもある。

こう使う

- Kワイヤーで整復する（Kapandji法：てこの原理で整復する）こともある。術者の好みにもよるがおおむね1.5〜2.0mmを使用するため、前もって術者と相談しておく。

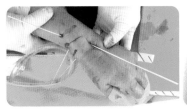

術者が唸る渡し方

- 先が鋭いので、自分も術者も刺さらないように注意しながら渡すことが大切。
- 徒手的に使用する場合とパワーデバイスを使用しながら渡す場合がある。器械出し看護師が確認してくれると医師はうれしい。

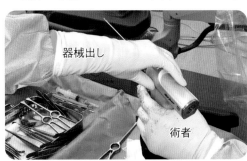

器械出し

術者

プレート圧着鉗子 （Bone reduction forceps：BRF）

プレートと橈骨掌側面を圧着！

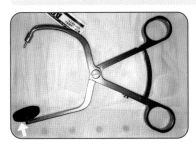

- 背屈・転位を整復しながら、さらにプレートと橈骨掌側面を圧着させるために使用する。
- 背側の支持部（⇨）は別になっているため、組み立てが必要。

こう使う

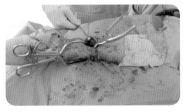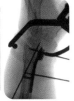

- プレートと骨の間に浮きがあると、長母指屈筋腱（flexor pollicis longus：FPL）と干渉して腱断裂が起こることがあるため、絶対に避けなければならない。

術者が唸る渡し方

- 支持部が正しく連結されていないと受け渡し時に落下することがあるため、接続がしっかりとなされているのか再度確認する。また、支持部が掌側にもある機種があり、術者に掌側の支持部も使用するのか術中に確認する。

スクリュー

受け渡しは覆布の上で!

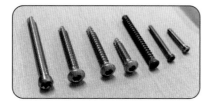

- 高速回転と低速回転があるが、高速回転が望ましい。
- スクリューは「回旋力を推進力に変えるもの」という意味で、回すと進む。

術者が唸る渡し方

- 術者の考え方や希望によってさまざまな渡し方がある。術者と事前に相談しておくとよい。
- とくに橈骨で用いるスクリューは2.4〜3.5mm程度の小さいものが多いので、落下に注意し、受け渡しは必ず覆布の上で行う。

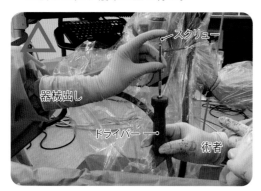

器械出しは持ちやすいが、術者は受け取りにくい。

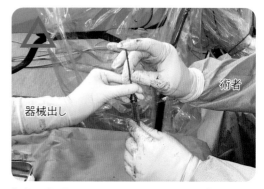

術者は受け取りやすいが、スクリューの先端で手袋が傷つく可能性がある。

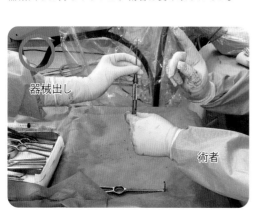

落下防止のため必ず覆布台の上で受け渡しを行う。

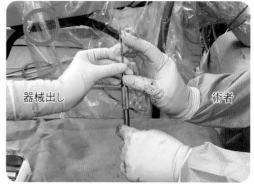

術者がスクリュー基部を押さえながら受け取るとスクリュー先端が汚染されることはない。

器械出しにつながる！　解剖

橈骨動脈の損傷に注意する

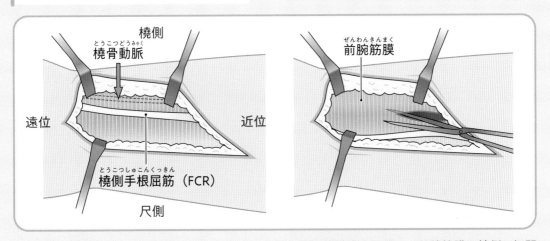

　橈側手根屈筋（flexor carpi radialis：FCR）の腱を確認後腱膜を切開し、前腕筋膜を橈側で切開する。さらに橈側には橈骨動脈が走行するが、損傷しないように注意が必要である。

長母指屈筋と方形回内筋

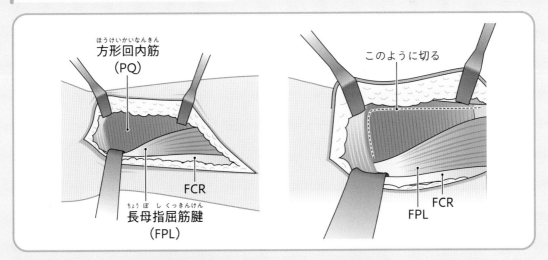

　FCR を尺側によけるとその下に長母指屈筋腱（flexor pollicis longus：FPL）があるが、これも尺側によける。その深層に方形回内筋（pronator quadratus：PQ）がある。

　PQ は中央で割ってもよいが、図のように L 字切開することもある。プレート固定後は可及的に縫合する。

01 橈骨遠位端骨折の掌側ロッキングプレート固定

手術の手順と器械出しのキモ

0:00 皮膚切開

　橈側手根屈筋腱（FCR）の腱を確認後、腱膜を切開して前腕筋膜を橈側で切開する。

　さらに橈側には橈骨動脈があり、損傷しないように注意しなければならない。

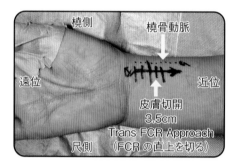

橈側　　橈骨動脈
遠位　　　　　近位
皮膚切開
3.5cm
Trans FCR Approach
（FCRの直上を切る）
尺側

準備物

● メス
● 筋鉤

> メスは15番（円刃）と11番（尖刃）を準備する。皮膚を切開したメスは感染を起こしやすいので替えるようにする。替刃も準備しておく。最初は神経鉤を使用するが、FCRをよけるところあたりから1A筋鉤に変更する。

0:05 展開

　皮下を愛護的に剥離し、バイポーラで止血する。

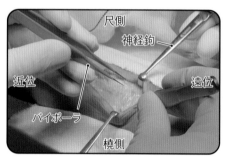

尺側
神経鉤
近位　　　　　　　遠位
バイポーラ
橈側

バイポーラで止血する。

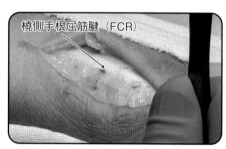

橈側手根屈筋腱（FCR）

筋膜下にFCRが透けて見える。この腱を見つけることが当手術の最初のポイントである。

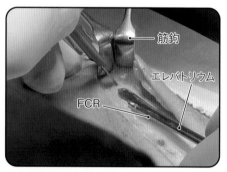

筋鉤
エレバトリウム
FCR

尖刃でFCR上に穴を開け、FCRのシースを丁寧に展開する。

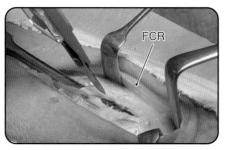

FCR を尺側によけて、前腕筋膜を切開する。深層の長母指屈筋腱（FPL）も尺側によけ、方形回内筋（PQ）を露出する。

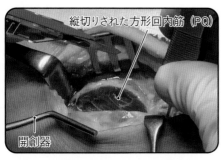

縦切された方形回内筋（PQ）

開創器

FCR の下の PQ を縦に切る。L 字に切開することもある。

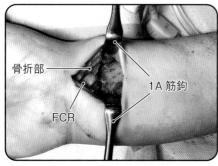

骨折部

FCR

1A 筋鉤

PQ を橈骨から外し、遠位の関節包は縦割りする。橈骨の watershed line（分水嶺）と骨折部、近位はプレートが入るところまで軟部を骨から剥離する。

準備物

● K ワイヤー

● バイポーラ

● 1A 筋鉤

展開や進行を見ながら、適した神経鉤や筋鉤を準備して渡す。

0:15 **整復** 動画

小エレバトリウム（もしくはエレバラスパのエレバ部）で、背側に転位した遠位骨片を持ち上げて整復する。

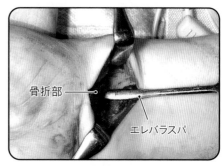

骨折部

エレバラスパ

エレバラスパの先端で骨折部を整復する。

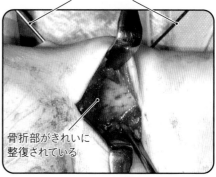

1.5mm K ワイヤー

骨折部がきれいに整復されている

1.5mm の K ワイヤーで仮固定する。このままプレートの大きさを見るためにトライアルを使用する。

準備物

● 1.2〜1.6mm の K ワイヤー

● エレバラスパ

整復した状態で仮固定するため仮固定用の K ワイヤー1.2〜1.6mm を準備して、すぐに出せるようにしておく。

0:30 プレートで仮固定 動画

テンプレートを用いて、プレートのサイズを決定する。

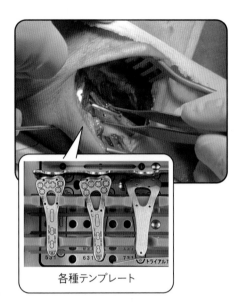

各種テンプレート

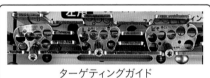

ターゲティングガイド

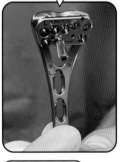

プレートのサイズに合わせて専用のターゲティングガイドをプレート遠位部に装着する。

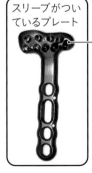

スリーブがついているプレート

通称フジツボとよばれるスリーブが最初からついている。
（ラージサイズで、9本）

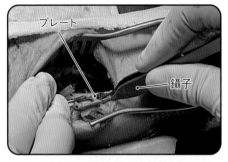

イメージを見ながらプレートの位置を決定する。

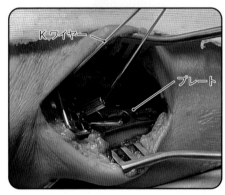

プレートの近位と遠位を K ワイヤーで仮固定する。設置位置はこれでおおむね決まるので、気を使う部分でもある。

準備物

● プレート
● K ワイヤー
● プレート圧着鉗子（BRF）

本物のプレートと仮固定用の K ワイヤーを準備する。仮固定後に BRF を使用するので、これも組み立てておく。

エキスパートの ワザ

整復の仮固定、プレートの仮固定の際にKワイヤーを多用するため、Kワイヤーを術野に出したらすぐにワイヤーカッターを持って、術野を見ながらいつでも出せるように準備をしておく。

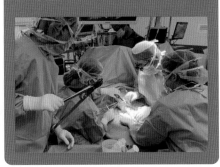

0:40 スクリュー固定 ▶動画

BRFでプレートと橈骨遠位部を圧着する。浮いていると、この浅層で動くFPLが断裂することがある。

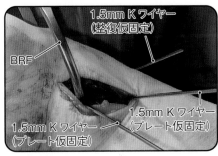

- BRF
- 1.5mm Kワイヤー (整復仮固定)
- 1.5mm Kワイヤー (プレート仮固定)
- 1.5mm Kワイヤー (プレート仮固定)

近位・遠位のスクリューを挿入する。その後はPQや関節包を修復し、プレートを可及的に覆う。

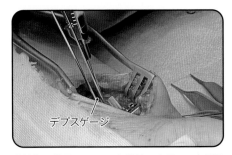

デプスゲージ

骨幹部の楕円ホールに皮質骨スクリューを挿入する(ただし、術者によっては遠位部のロッキングスクリューから挿入する場合もある)。

準備物

- ドリル
- スクリュー(コーティカル・ロッキング)
- ドライバー(コーティカル・ロッキング)
- デプスゲージ

ドリルは高速回転と低速回転があるが、高速回転が望ましい。コーティカルとロッキングはスクリューが異なるので出す際に確認を。ドリルの先が尖っていないと熱壊死を起こす原因となるので、術前・術中にドリル先のチェックが必要である。術者が持ち替えなくてもよいように渡す。先端にKワイヤーやドリルがついている場合は、傷つけないように渡す。声かけも大切。

2章

01

橈骨遠位端骨折の掌側ロッキングプレート固定

術後はここに注意する

出血

術後は出血しないように創部に弾性包帯を巻くことが多い。挙上を怠ると指が腫脹し、指を曲げにくくなる。手関節だけでなく、指にも拘縮をつくることになってしまう。

挙上の方法には、ストッキネットを切って指から肘を通し、ストッキネットで遠位を挙上する方法と、ギプスやシーネを作製し（シュガートングシーネが多い）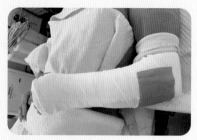、ギプスやシーネごと挙上する方法がある。

術者がどのような方法をとるか確認し、ギプスやシーネが必要な場合に術後速やかに使用できるように準備しておくと、術者はその手際に感心する。

図　シュガートングシーネ
角砂糖をつかむ器具に似ていることからこうよばれる。

感染

上肢は血流が良く、感染しにくいとされているが、開放骨折などの場合は感染に注意する。術後、数日経っても創部の腫脹や痛みが改善しない場合や創部から膿が出た場合は、感染を疑って処置や手術を行う。

転位

骨折の粉砕が強い場合や骨粗鬆症が強い場合は、インプラントが脱転することがある。認知症をもつ患者では術後の安静が守れないこともあるため、外固定の追加などを検討する。

（濱口隼人）

02 大腿骨転子部骨折の観血的手術（髄内釘固定）

大腿骨転子部骨折、ここをおさえる

おもな症状／受傷機転

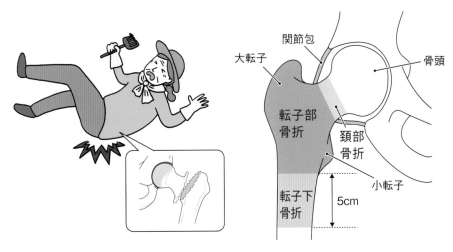

大腿骨頚部骨折より外側にある骨折を大腿骨転子部骨折という。日本では年間10万人以上がこの骨折を起こすが、交通事故などの高エネルギー外傷で生じる場合は少ない。多くは高齢者の骨粗鬆症に関与する骨折で、立ったレベルからの転倒といった低エネルギー外傷で生じる。臥床期間が長くなると周術期に内科的合併症を起こす割合が高くなるため、早期手術、早期離床が望まれる。手術時期は生命予後にも関与するため、2022年度から受傷後48時間以内の手術であれば緊急挿入加算をつけることが可能となった（条件あり）。

こんな手術

早期離床、早期荷重が目的の手術となるため、術者は術後全荷重が可能な固定を行わなければならない。compression hip screw：CHS（以下、プレート）での手術を行うこともあるが、多くは髄内釘（以下、ネイル）を使用するため、本稿ではネイル挿入術について説明する。

術 前	術 後

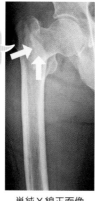

転子部に骨折がみられる

単純X線正面像
大転子、小転子の骨折がわかりにくいため、CTを撮ることが多い。

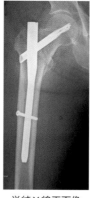
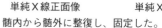
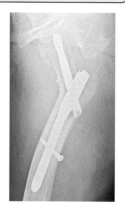

単純X線正面像　　　単純X線側面像
髄内から髄外に整復し、固定した。

手術の基本データ

▶ 適応	大腿骨転子部骨折の手術に耐えられる患者ほぼすべて
▶ 麻酔の方法	全身麻酔、全身麻酔＋区域麻酔、腰椎麻酔。全身状態の悪い症例では区域麻酔のみで行われることもある。
▶ 手術体位	牽引手術台 図1
▶ 出血量	100～200mL
▶ 傷の大きさ	ネイル挿入：5cm　ブレード挿入：1.5cm　横止めスクリュー挿入：2cm
▶ インプラント	あり
▶ 組立器械	あり

頚部骨折と異なり、保存治療で疼痛がとれることはないため、ほぼ寝たきりの患者でも除痛・介護目的に手術を行うことがある

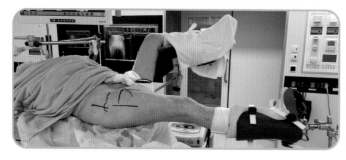

図1　手術体位
体位を取る際に対側の股関節を屈曲外転外旋するが、骨が脆く、股関節の拘縮がみられることもあるため骨折を起こさないように注意が必要。

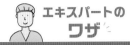
エキスパートの
ワザ

- 高齢者の骨折であることが多いため、全身状態、既往症、合併損傷の評価が必要となる。早期に手術を行うことが求められるが、重症大動脈弁狭窄症や肺炎合併例では周術期死亡率が高くなるため注意が必要。
- 内服薬も多いため、術前休薬が必要な薬のリストアップおよび、術中出血に影響を与えるような抗血小板薬や抗凝固薬を認識しておくことも重要である。
- 術中出血は 100～200mL 程度だが、骨折した時点ですでに出血があり、また予備能の少ない患者が多いため輸血は準備しておく。
- 多くは術前の状態でインプラントサイズは決まっているため、術者に確認して出しておくようにすると手術がスムーズに行える。

準備する器械

ネイル挿入で使用する器械

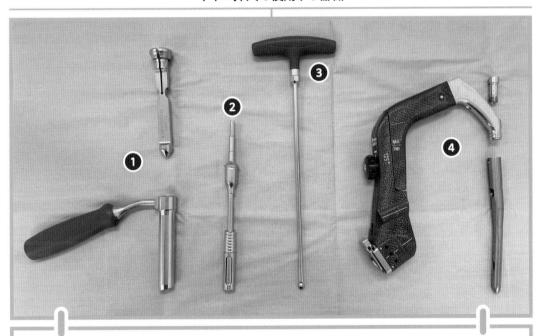

❶ ドリルスリーブ　❷ クラウンリーマー　❸ 六角ドライバー

❹ コネクティングスクリュー ＋ デバイス ＋ エイミングアーム

ブレード挿入で使用する器械

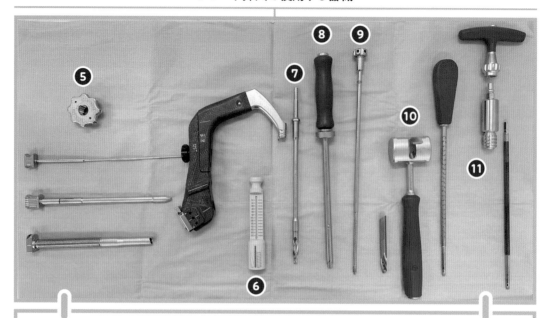

❺ スリーブ 3 点セット + ナット　❻ メジャー　❼ ドリル　❽ ブレードインパクター　❾ ブレード
❿ ハンマー　⓫ セットスクリュードライバー各種

横止めスクリュー + エンドキャップ

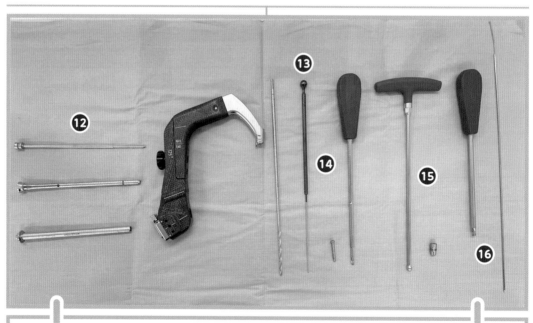

⓬ スリーブ 3 点セット　⓭ デプスゲージ　⓮ 横止めスクリュー + ドライバー
⓯ 六角ドライバー　⓰ エンドキャップ + ドライバー

おもに使用する器械

ターゲティングガイド

ネイル挿入の要！

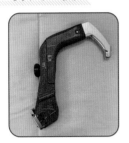

- ネイル、スリーブ、ドリル、ブレード（ラグスクリュー）、セットスクリュー、横止めスクリュー、エンドキャップなどネイル挿入にかかわるすべての操作がこのターゲティングガイドを介して行われる。

術者が唸る渡し方

- 機器に精通し、次の操作で装着されるスリーブやドライバーを手早く渡す。

こう使う

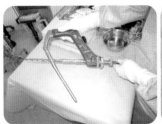

ターゲティングガイド　　　遠位ターゲティング
　　　　　　　　　　　　　デバイス

- ラグスクリューおよび横止めスクリューはデバイス越しに挿入される。ロングネイルの場合にはさらに別のデバイスを追加して横止めスクリューを挿入する。

整復デバイス

髄外整復の要！

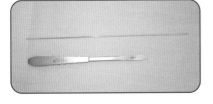

- 牽引で良好な整復位が獲得できない場合に使用する。

こう使う

- 前方小皮切から骨折部に挿入し、髄内に落ち込んでいる近位骨片を前方に引き上げる。

術者が唸る渡し方

- 先端が鋭くないほうから渡す。
- 使用するかどうか術前に術者に確認しておく。

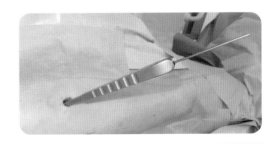

器械の組み立て方

キャリブレーション ▶動画

術前にネイルをターゲティングガイドに装着し、ラグスクリュー、遠位横止めスクリューが問題なく挿入できることを確認する。

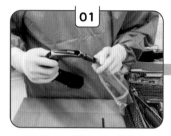
ネイルをターゲティングデバイスに接続する。

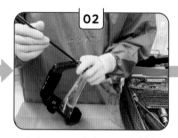
コネクティングデバイスを挿入する。

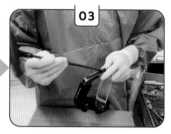
六角ドライバーでコネクティングデバイスを回す。

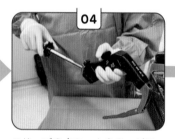
スリーブ3点セットをターゲティングデバイスに通す。

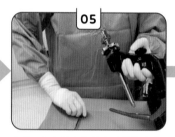
カチッとなるところまで挿入する。

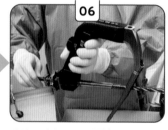
ドリルがネイルに干渉することなく挿入できることを確認する。スムーズに挿入できない場合はターゲティングデバイスとネイルの接続がゆるんでいる可能性がある。

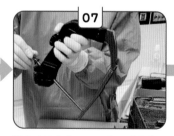
横止めスクリュースリーブ3点セットを挿入する。

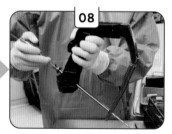
ドリルがネイルに干渉せずに挿入できることを確認する。

エキスパートのワザ

ロングネイル使用の場合は術中にインプラントの長さが決まるため、術中にキャリブレーションを行わなければならない。手術時間短縮のため、素早く行えるようにしておくとよい。上記に加え、遠位ターゲティングデバイスを用いて遠位横止めスクリューの挿入位置のセッティングを行う。

大腿動脈損傷のリスク

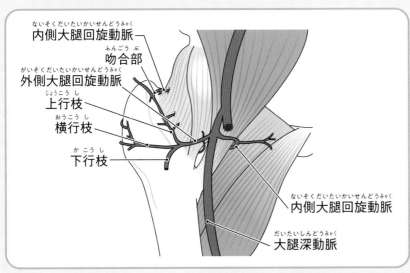

ないそくだいたいかいせんどうみゃく
内側大腿回旋動脈
ふんごうぶ
吻合部
がいそくだいたいかいせんどうみゃく
外側大腿回旋動脈
じょうこうし
上行枝
おうこうし
横行枝
かこうし
下行枝

ないそくだいたいかいせんどうみゃく
内側大腿回旋動脈

だいたいしんどうみゃく
大腿深動脈

大腿近位と大腿動脈の関係

横止めドリリング時の
血管損傷

　ネイル挿入操作はおもに大腿部の外側で行うため、解剖学的に重要な組織は少ない。しかし、牽引台での整復では不十分であり、前方操作を行う際や横止めスクリューを挿入する場合は、大腿動脈損傷のリスクについて知っておくべきである。筆者も小転子骨片にケーブルを巻いた際に大腿動脈を損傷した症例、遠位横止めスクリュー挿入時に大腿深動脈を損傷した症例を知っている。いずれも術中、術後に緊急でIVRを施行した。

手術の手順と器械出しのキモ

0:05 手術体位

　麻酔導入後、手術体位をとる。透視でしっかりと正面、側面が見られることを確認しておく。受傷側の足部の固定が不十分な場合、牽引操作で脚が抜けてしまうこともあるため注意が必要。また、足部の固定による褥瘡を予防するためテープや綿を巻いて保護を行う。

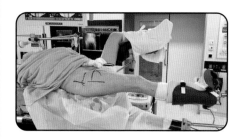

0:10 整復操作・清潔野作製

　術者が牽引手術台での整復操作を行う。牽引で良好な整復位が獲得できなければ、術中の整復操作が必要となる。

　次に、清潔野を作製する。当院はテープ付きシーツなどで作製するが、カーテンドレープで行う施設も多い。

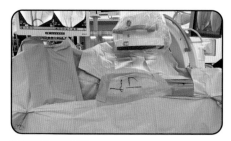

清潔野作製後正面

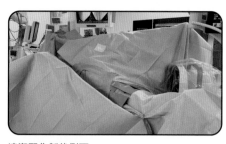

清潔野作製後側面

　術前の牽引操作で良好な整復位が獲得できていない場合は、小皮切やワイヤーを用いての観血的整復を行う。施設によってさまざまなやり方がある。牽引操作で良好な整復位が獲得できた場合は行わない。

　術後、全荷重可能な固定をとるためにはネイル挿入前に良好な整復位を獲得しなければならない。整復には前方の整復と後方の整復がある。近位骨片が髄内に嵌入（かんにゅう）していたり、小転子の骨折がある場合、前方から整復操作を行う。

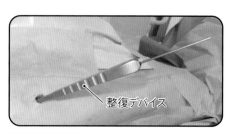

整復時側面外観

整復デバイス

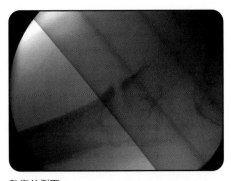
整復前側面

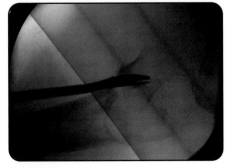
右整復後側面

追加デバイスが必要な場合があるため、術前に確認しておくとよい。

準備物

● 整復デバイス
● ワイヤー

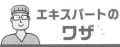
エキスパートの
ワザ

整復方法はさまざまだが、Kワイヤーやデバイスを使用することが多い。また、高度不安定性の場合や小転子骨片が長い場合はロングネイルを使用することもある。

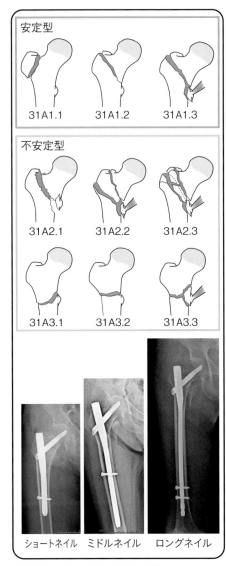

安定型

31A1.1 31A1.2 31A1.3

不安定型

31A2.1 31A2.2 31A2.3

31A3.1 31A3.2 31A3.3

ショートネイル ミドルネイル ロングネイル

骨折型による安定型・不安定型

良好な整復位とは？

前方の整復と後方の整復がある。近位骨片が髄内に嵌入していたり、小転子の骨折がある場合、前方から整復操作を行う。整復方法はさまざまだが、Kワイヤーやデバイスを挿入して整復操作を行う。整復操作で使用したデバイスは、骨頭へのラグスクリュー（またはブレード）挿入後に抜去される。

大転子が後方に転位していると適切な位置にガイドピンを挿入することが難しくなる。その際は後方から整復を行ない、大転子を適切な位置に戻してからガイドピンを挿入する。

大腿骨転子部骨折の中でも転子下骨折に近い形の骨折の場合、ワイヤリングを行うことで整復がとれる **図2**。

0:11 ## 局所麻酔

皮切の位置に局所麻酔を行う。

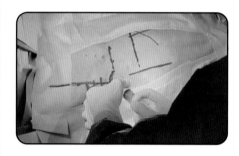

ボスミン®入りの場合は麻酔科に使用を報告する。

0:12 ## 皮膚切開

大転子頂点の約2cm近位から骨軸に沿って3〜5cmの皮切を行う。

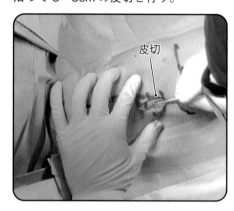
皮切

準備物

● メス

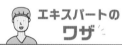

エキスパートの ワザ

特殊な場合を除き、やることがほとんど決まっている手術である。しっかりと手順を覚えて、次に何を行うのか理解しておくことがもっとも重要な器械出しのポイントである。

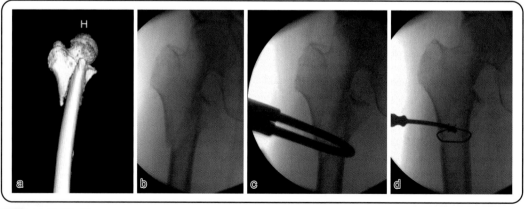

図2 ワイヤリング
a：術前CT、b：牽引後、c：パッサー後、d：ワイヤリング後

0:13 ガイドピン挿入 動画

透視の正面と側面を見ながら至適位置からガイドピンを挿入する。

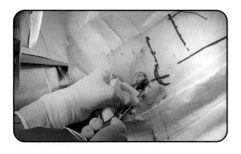

準備物

● ガイドピン
● ドリル

> ガイドピンのみで渡す場合と、ガイドピンをドリルにつけて渡す場合がある。
> 術者の好みもあるため、渡す前に確認する。

0:16 髄内釘の刺入孔作製（クラウンリーマー） 動画

ガイドピンに沿ってスリーブを挿入。内筒を外してクラウンリーマーを挿入する。

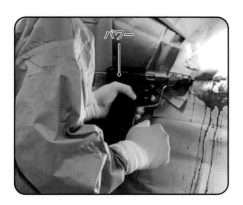
パワー

準備物

● クラウンリーマー
● ドリル

> クラウンリーマーを引き抜く際に、ガイドピンも抜けてくることが多い。
> ガイドピンはブレード（ラグスクリュー）挿入の際も使用するため、抜けたガイドピンが曲がっていたら新しいガイドピンを出しておく。

0:19 ネイル挿入 動画

ネイルを透視しながら至適位置まで挿入する。

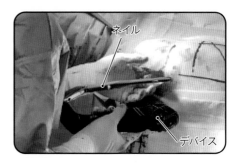
ネイル
デバイス

準備物

● デバイスに装着したネイル

> 髄腔が細く、ネイルが挿入できないときはリーマーを使用することがある。術前に髄腔径を確認しておくとよい。また、デバイスにコネクターをつけてハンマーで叩くことがある。叩いた後、デバイスとネイルがゆるんでいることがあるため、ハンマー使用後は六角ドライバーでデバイスとネイルの接続のゆるみを確認しておく。

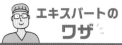
通常の転子部骨折であらかじめネイルが決まっていれば執刀前にネイル準備をしておく。転子部骨折であってもロングネイルを使用することもあるので、術前に術者に確認しておくとよい。また、ロングネイル使用時は、ターゲティングガイドで横止め挿入ができないため、遠位デバイスを装着するか、ラジオルーセントドリルなどを用いてドリル孔を作製しなければならない。

こんなときどうする!?

ネイルが入らない！

身体が小さく、髄腔が細い患者（φ9mm 未満）はネイルの挿入が困難である。通常は必要としないリーミングを行ったり、プレートに術式が変更になったりすることもある。

0:20
ブレード（ラグスクリュー）挿入
▶動画

ターゲティングガイド越しにスリーブを挿入し、骨頭にガイドピンを挿入し、ブレード（もしくはラグスクリュー）を挿入する。

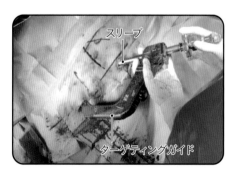
スリーブ
ターゲティングガイド

準備物

● セメントキット（セメントを挿入する際は＋ 10 分を見込んでおく）

セメントオーグメンテーション 動画

小転子の粉砕が強い、骨頭の剪断力が強い、インプラント入れ替えなど、高度の不安定性が想定される症例においてはセメントオーグメンテーションを行うこともある。その際、セメントが関節内に流入しないよう注意が必要。

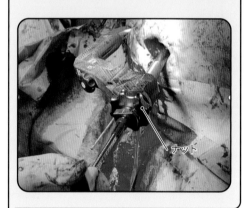
ナット

0:23
セットスクリュー挿入

ブレードとネイルを固定する。

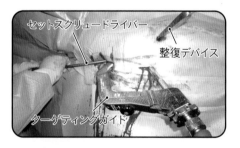
セットスクリュードライバー
整復デバイス
ターゲティングガイド

準備物

● セットスクリュードライバー

セットスクリュー挿入を忘れるとブレードがネイルと固定されないため注意が必要。
エンドキャップが入らないことでセットスクリュー挿入していないことを思い出した経験がある。

こんなときどうする!?

術中骨折が起こった！

術中骨折を起こした場合は、ワイヤリングやネイル変更（ショートからロング）となるかもしれない。

0:26 遠位横止めスクリュー挿入

ターゲティングガイド越しに遠位横止めスクリューを挿入する。

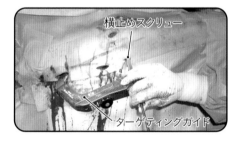

横止めスクリュー
ターゲティングガイド

準備物

● スリーブ3点セット
● ドリル

約1cmの皮膚切開なので尖刃を使用する術者もいる。メスのサイズを確認する。とくにロングネイルでは、ガイド越しでもネイルに遠位ドリルを挿入しにくいことがある。その際は、スリーブが骨にしっかりと当たっていること、ターゲットデバイスとネイルの接続がゆるんでいないことを確認する。

0:29 エンドキャップ挿入 動画

横止めスクリューのドリルおよびデバイスを外さず保持したまま、エンドキャップを挿入する。筆者は0mm以外のエンドキャップを使用したことがない。術者が1人で執刀する場合は看護師にデバイスを把持してもらうことになる。

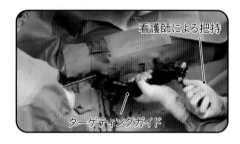

看護師による把持
ターゲティングガイド

準備物

● エンドキャップ
● ドライバー

エンドキャップのサイズは早めに確認しておく。ターゲットデバイス越しに挿入するか、デバイスを外して挿入するかを確認しておく。

0:30 縫合

洗浄後、縫合して手術終了。

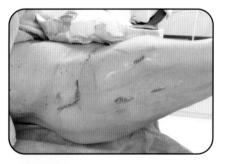

準備物

● 縫合糸

縫合糸をあらかじめ準備しておくとよい。

術後はここに注意する

出血性ショック

　術中出血が少なくとも、予備能の小さい高齢者では出血性ショックを起こすことがある。術後採血をルーチンで行うようにしておくとよい。また、早期手術を行ったとしても、肺炎などの内科的合併症は必ずしも防げるわけではない、周術期は慎重な経過観察が必要となる。

深部静脈血栓症（DVT）

　深部静脈血栓症（deep vein thrombosis：DVT）にも注意が必要であり、とくに歩きはじめに肺血栓塞栓症（pulmonary thromboembolism：PTE）になりやすい。当院では D ダイマーのカットオフ値を 10μg/mL として、それ以上の症例においては下肢静脈エコーを行うこととしている。術前後の下肢エコー、抗凝固薬投与をルーチンに行っている施設もある。

早期離床

　高齢者は 1 週間の安静臥床で約 20％の筋力が低下するといわれている。その低下した筋力を戻すには 1 カ月以上を要する[1]。手術で十分な固定が行われたのであれば、翌日からどんどん離床させる。

二次性骨折予防

　再骨折した患者の 1〜2 割にしか骨粗鬆症治療が行われていない現状がある。大腿骨転子部骨折後の 1 年死亡率は約 10％であり[1]、骨折を起こさないことが重要である。2022 年 4 月の診療報酬改定で、大腿骨近位部骨折患者に対する「二次性骨折予防継続管理料」「緊急整復固定加算」「緊急挿入加算」が新設された。48 時間以内の緊急整復固定加算を取るには骨粗鬆症回診を行うことが必須とされている。

引用・参考文献
1）　日本整形外科学会診療ガイドライン委員会ほか編. 大腿骨頚部 / 転子部骨折診療ガイドライン 2021. 改訂第 3 版. 日本整形外科学会ほか監修. https://minds.jcqhc.or.jp/docs/gl_pdf/G0001251/4/femoral_necktrochanteric_fracture.pdf,（2023 年 11 月閲覧）.

（村岡辰彦）

03 足関節骨折の観血的整復固定術

足関節骨折の観血的整復固定術、ここをおさえる

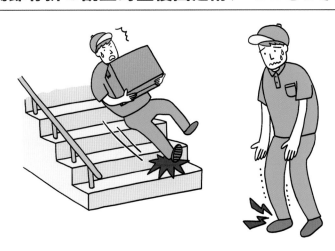

　足関節は、下腿にある内側の太い骨である脛骨、外側の細い骨である腓骨とその間に挟まるように位置する距骨から構成される。足関節骨折には、足首を強くひねって足首の内果（内くるぶし）や外果（外くるぶし）、脛骨遠位後方関節面の後果が折れる骨折（足関節果部骨折）と、高所からの転落や交通事故などで踵から足首に大きな力が加わることで生じる脛骨天蓋骨折（ピロン骨折）がある 図1 。

　若年者はスポーツや階段の踏み外しなどによって、高齢者は平地で足を捻るなど軽い外傷で生じることが多い。また交通事故や高いところからの転落（高エネルギー外傷）などによって生じる場合もあり、年齢・性別を問わず受傷する。

　骨折や靭帯損傷が生じると足首の痛みや腫れなどで足を着くことができず、歩行困難になって病院を受診する。治療は保存治療と手術治療を選択することになるが、保存治療・手術治療にかかわらず足関節の脱臼をともなう場合、骨折の転位が大きい場合は伝達麻酔（大腿神経ブロック、坐骨神経ブロック、足関節ブロックなど）や下半身麻酔（腰椎麻酔）を行い、脱臼の徒手整復をする。整復を行うことで痛みや腫脹を軽減し、皮膚トラブルや神経・血流障害などの合併症を減らすことができる。骨折の転位が小さければ、シーネやギプスを用いて保存治療を選択する。骨折の転位が大きい場合や骨折が複数にわたっている場合は、軟骨変性が早期に進行して変形性足関節症を生じたり、治療後に痛みが残る原因となったり、足首の動きが悪くなる原因となったりするため手術が必要となる。

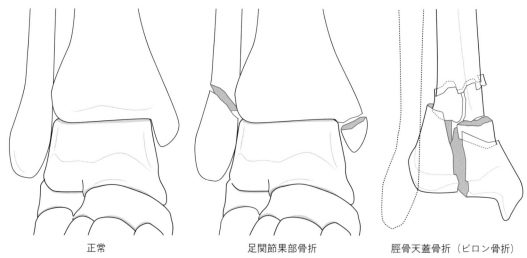

| 正常 | 足関節果部骨折 | 脛骨天蓋骨折（ピロン骨折） |

図1 足関節周囲骨折

こんな手術

　骨折部位近くの皮膚を切開し、骨折を正しい位置に戻して、髄内釘・プレート・スクリュー、医療用の鋼線・軟鋼線、スーチャーボタンなどを用いて骨折部を固定する。必要に応じて靭帯の手術を追加することがある。術後のリハビリテーション（後療法）は骨折の部位によって異なり、早くから足を着くことができる骨折がある一方、6週程度経過してから足を着く練習を開始する骨折もある。

　足関節周りの骨折の特徴は、1回の手術で複数箇所の固定を必要とすることで、手術部位が離れた位置にある場合は、複数の皮膚切開が必要となることもある。骨折の部位に応じて手術体位が変化することもある。また、それぞれの骨折に対する固定方法もさまざまで、手術に必要な器材が多くなることもこの骨折の特徴である。事前に術者と麻酔の種類・手術体位・傷の大きさと数・インプラントの有無と種類（どの骨折にどのインプラントを用いるか）などを確認しておく必要がある。原則として腓骨（外果）の固定から手術を開始する。

術　前

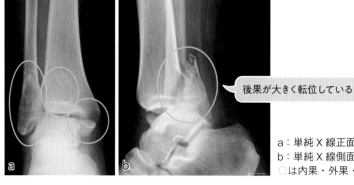

後果が大きく転位している

a：単純X線正面像
b：単純X線側面像
○は内果・外果・後果の骨折を指す。

術　後

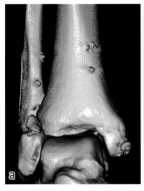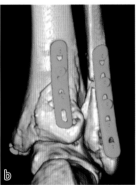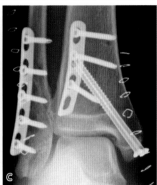

a：単純 CT 像前方から
b：単純 CT 像後方から
c：単純 X 線正面像
内果はスクリュー固定、外果と後果はプレートで固定している。

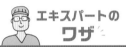

エキスパートの ワザ

　手術適応は骨折型・年齢・合併症・既往・社会的背景・ADL・患者希望などにより多種多様である。単純X線像では同じ所見にみえても保存療法や手術療法の選択が異なったり、手術手技・インプラントが異なったりするため、適宜担当医師とコミュニケーションをとることで術前後の理解が深まる。

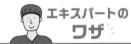

エキスパートの ワザ

　外果（腓骨遠位）や後果（脛骨遠位後方関節面）などを整復固定するときに腹臥位を必要とする場合もある。内固定部位が複数箇所に及ぶ場合は術中に体位変更が必要になることも多いので、事前に術者に確認しておく。

手術の基本データ

▶ **適応**	骨折の転位をともなう足関節周囲骨折	
▶ **麻酔の方法**	全身麻酔もしくは腰椎麻酔	
▶ **手術体位**	側臥位もしくは殿部枕を利用しての半側臥位や仰臥位	
▶ **出血量**	ターニケットの有無にもよるが、100mL 以内におさまることが多く、輸血を必要としないことがほとんど	
▶ **インプラント**	あり	
▶ **組立器械**	なし	

エキスパートの ワザ

　インプラントは髄内釘・プレート・スクリュー・鋼線・軟鋼線・スーチャーボタンなど多岐にわたるため、準備物品の不足が生じないよう術者と相談し、内固定部位ごとに必要物品を確認しておく必要がある。人工関節などと異なり、事前に組み立てておくインプラントはほとんどないため、手術の進行に合わせて物品を準備していくことになる。

2章

03 足関節骨折の観血的整復固定術

準備する器械

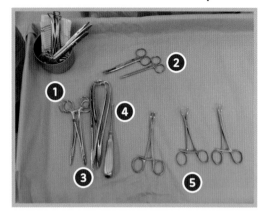

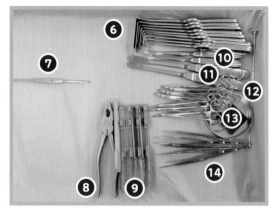

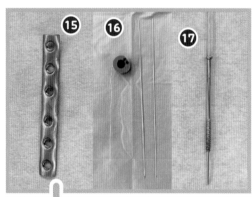

一般的な手術器具のほかに骨把持鉗子（術者が希望する種類と数を準備しておく）、開創器（ゲルピーやホーマン鉤など）、エレバラスパやコブラスパなどの剥離子に不足がないようにしておく。術野に出さなくても必要と考えられる物品は手術室内に準備しておく。

（文献 1 より転載）

❶布鉗子（ぬのかんし）　❷剪刀（せんとう）　❸持針器（じしんき）　❹鋭匙（えいひ）　❺骨把持鉗子（こつはじかんし）　❻筋鉤類（きんこう）　❼エレバラスパ　❽ペンチ
❾メス　❿エレバ　⓫コブラスパ　⓬ペアン　⓭コッヘル　⓮鑷子（せっし）
⓯ 1/3 円プレート：骨折部をまたいで設置し、プレートの穴にスクリューを入れ固定する。骨折部を安定させる。一部分を曲げて骨に合う形にして使用する。⓰鋼線と軟鋼線：鋼線で骨折部を固定した後、周りを細く曲げやすい軟鋼線で骨折部が安定するように巻き付け固定する。⓱中空スクリュー：スクリューを固定する前に鋼線で固定し、鋼線の方向に合わせてスクリューを入れることができる。正確な位置にスクリューを固定したいときに用いる。

　1/3 円プレートと呼ばれる一般的なプレートや足首周りの形に合わせて作られたアナトミカルプレート、ドリル（コーティカルスクリュー用、ロッキングスクリュー用などにより太さが異なる）、スクリュー（コーティカルスクリュー、キャンセラススクリュー、キャニュレイティッドキャンセラススクリュー、ロッキングスクリューなど使用部位、使用方法が異なる。ドリリングの前、滅菌から取り出す前に必ず術者に確認する）などの基本的な手術器具、中空スクリュー、鋼線（K ワイヤー1.2mm〜1.8mm）、軟鋼線（0.7〜1.0mm）、骨折を正しい位置に戻すための骨把持鉗子などを使用する。器具の 1 つひとつは一般的な骨折治療の器具であるが、数や種類が多くなるため注意が必要。

おもに使用する器械

デプスゲージ

先端を骨にひっかけて適切な長さを測定！

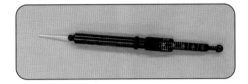

- ドリル後スクリューの長さを測定する。

こう使う	術者が唸る渡し方

- ドリル後にドリル孔から対側の皮質骨に先端をひっかけて長さを測定する。

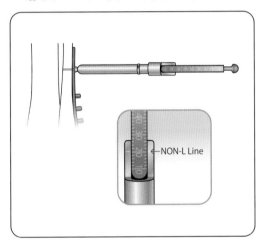

- ドリルを行う際に、ドリルの太さを指導しなくてもスクリューに合った適切な太さのドリルをドリルスリーブとともに準備しておき、ドリル後流れるようにデプスゲージを手渡し、術者が術野から目を離さなくても手術が進んでいく流れを作れることが理想。

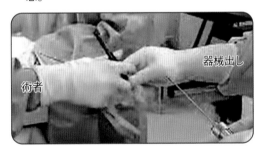

術者　　　器械出し

ドリルスリーブ

組織を巻き込んで傷むのを防止！

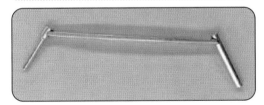

- ドリルを行うときに周囲の軟部組織を巻き込まないようにする。

こう使う	術者が唸る渡し方

- ドリルスリーブ越しにドリルで骨孔を開ける。

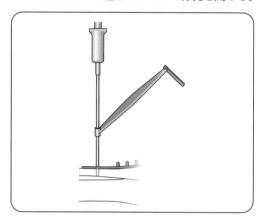

- ドリルとスリーブをセットで渡す。
- スリーブが落ちないように**ドリルの先をやや上に向けて渡す**。

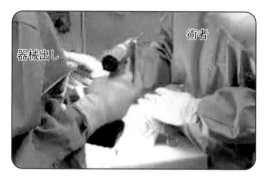

ドリル

スクリューの種類と太さによってドリルの種類も変わる！

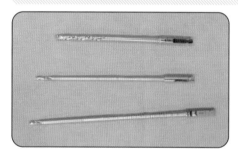

- スクリューを入れる骨孔を作製する。
- 太さが数種類ありメーカーによっても異なるため注意が必要。

こう使う	術者が唸る渡し方

- 軟部組織を巻き込む可能性がある場合は、ドリルスリーブも使用してドリルを手渡す。

- 術者が固定するスクリューの種類に応じて適切なドリルを素早く渡す。
- あらかじめ使用する予定のドリルを手元に分けて準備しておく。

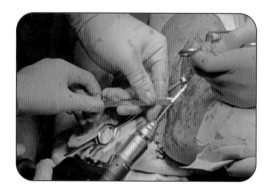

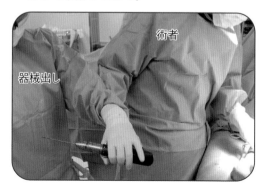

骨把持鉗子

整復する！

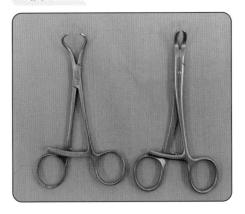

- 骨折部を整復する。
- 歯付き整復鉗子と先端が鋭い整復鉗子（weber 鉗子）を用いることが多い。

こう使う

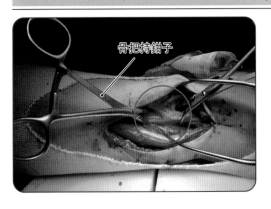

骨把持鉗子

- 骨折を整復する際に使用する。2本、3本と使用することもある。

術者が唸る渡し方

- 整復の際に手術室外に探しにいったり、なかなか見つからないということがないように、事前に必要な骨把持鉗子を準備して、スムーズに手渡すことができるだけで手術進行が早くなる。

トルクリミテーション付きドライバー、ノーマルドライバー

スクリューに応じてドライバーの先端が異なる！

- 使用するスクリューに応じてどのドライバーヘッドが必要なのか確認しておく。

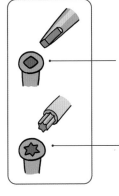

ノーマルドライバー
先端が四角。コーティカルスクリューやキャンセラススクリューで使用する。

トルクリミテーション付きドライバー
先端が星型。ロッキングスクリューで使用する。

こう使う

- ロッキングスクリュー以外の場合はノーマルドライバー、ロッキングスクリューの場合はトルクリミテーション付きドライバーを使用してスクリューの固定を行う。

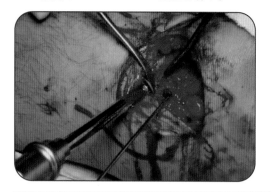

術者が唸る渡し方

- ドリル後のスクリューは、術者ができるだけ術野から視線を移動させなくてもいいように手渡す。
- 骨折の整復を行う際に骨把持鉗子が数種類必要になったり、骨折部位（内果・外果・後果）により、使用するインプラントの種類がすべて異なる状況もある。ドリルやドライバーが複数あったりするため、それぞれの部位でどのインプラントを使用してどのドリル、ドライバーを使用するのか事前に確認しておく必要がある。

ラグスクリューテクニック
（太さ 3.5mm のスクリューを挿入する場合）

　足関節骨折の手術ではラグスクリューテクニックを使用したスクリューを用いることが多いため、手技を覚えておく必要がある。

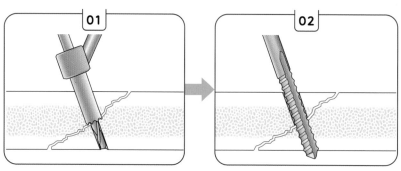

01
手前を太いドリル（3.5mm のドリル）で穴を掘る。
スリーブを挿入し、奥を細いドリル（2.5mm のドリル）で穴を掘り、デプスゲージでスクリューの長さを決定する。

02
必要であればタップを行う（最近はスクリューにタップ機能がついたセルフタップスクリューが増えており、簡略化されることも多い）。

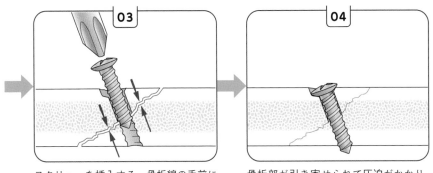

スクリューを挿入する。骨折線の手前に太い穴、奥に細い穴を掘っているため、スクリューは奥の骨にだけひっかかって骨折部が圧迫される。

骨折部が引き寄せられて圧迫がかかり、固定される。

術者が唸る渡し方

- 一回一回ドリルの太さやスリーブの種類、タップなど順番を説明せずとも器械を出すことができるようになるとよく理解しているなと感じる。
- スクリューの挿入方向がずれると骨折部が開いたり、新たな骨折が発生したりするため、術者が術野から目を離さずに器械を受け取れることが大切である。
- 一方で、スクリューを落とさないように介助することも必要。術者とコミュニケーションをとりながら適切な器具の渡し方を適宜すり合わせていく。

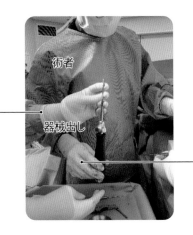

スクリューに手を添えてスクリューが落ちないようにしている。

術野から目を離さずにスクリューを受け取っている。

器械出しにつながる！ 解剖

手術部位・アプローチ方法

血管・神経（内果：伏在静脈・伏在神経　外果：浅腓骨神経　後果：腓腹神経）
アプローチについて、外側、後外側、内側に分けて解説する。

！ 外側アプローチ

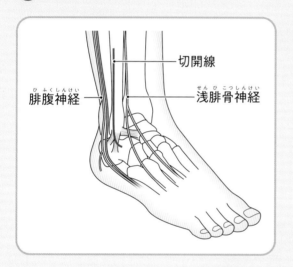

切開線

腓腹神経

浅腓骨神経

　外側にプレートを設置する場合は腓骨の直上を切開せず、後方（骨折型により前方）にすこしずらして縦切開する。前方では浅腓骨神経、後方では腓腹神経に注意が必要。

！ 後外側アプローチ

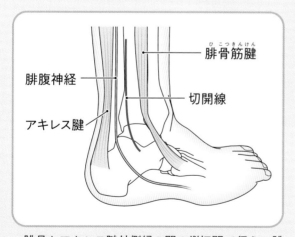

腓骨筋腱

腓腹神経

切開線

アキレス腱

　腓骨とアキレス腱外側縁の間の縦切開で行う。腓骨の後外側と脛骨の後果を確認することができる。腓腹神経と腓骨動脈の分枝に注意が必要。

！ 内側アプローチ

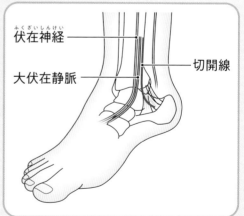

伏在神経

切開線

大伏在静脈

　内果の前縁から後方にカーブした逆J型の切開で行う。骨折線の前縁〜後縁と脛骨天蓋の内側縁を観察できるように展開する。伏在神経および大伏在静脈に注意する。

手術の手順と器械出しのキモ

0:00 ## 術前計画

複数の骨折があることが多いため、どのような体位でどのように手術を行うか術前計画を立てる。

患者ごとに治療方法が異なるため、術前にどのような手術を予定しているか確認する。麻酔、体位、インプラント、固定の順番を確認し、手術に必要な器械、インプラントの不足がないようにする。

準備物

● インプラント
● 整復鉗子

0:15 ## 手術体位

術中に体位変換をすることを考慮し、患者の身体の位置を決定する。

術中の器械出しの位置を術前に確認する。手術体位、モニターや点滴などが安全に配置されているか確認しておく。術中に行う体位変更のタイミングや方法を術前に確認しておく。

準備物

● タオル
● 殿部枕
● ターニケット（必要に応じて）

 エキスパートの
ワザ

殿部に枕を入れて半側臥位にすると腓骨側（外側）の手術を行いやすい。健側に側板を置くと手術台を傾けても身体がずり落ちない。術中に右殿部の下の枕を取ると身体の傾きがなくなり、右足首内側の手術が可能となる。

股関節に小さめの枕、除圧スポンジ、もしくはバスタオルなどを入れて患肢を内旋しやすくする。

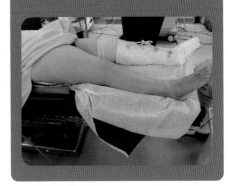

0:30 ## 内固定（内果・外果・後果）

事前に決めておいた順番で内固定を行う。部位ごとに皮膚切開→固定→閉創とするか、同時進行とするかで準備が異なる。

手術器具の数が多くなるが、必要な手術器具を確認し、必要な物品を迅速かつ正確に器械出しを行う。多くの場合、内果・外果・後果それぞれ異なるインプラントを使用するため、不要になったインプラントは遠くによけておき、交ざらないようにするとスムーズに器械出しができる。

準備物

● 一般的な手術器具

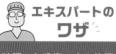

エキスパートのワザ

　事前に確認した手術の立ち位置、器械の位置でセッティングする。
　電気メスやバイポーラー、吸引器、ターニケット、透視の位置なども事前に確認しておく。術者が患側、助手が対側、器械出しが足元に立っている。

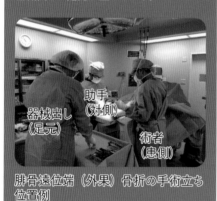

器械出し（足元）　助手（対側）　術者（患側）

腓骨遠位端（外果）骨折の手術立ち位置例

0:45 執刀開始〜骨折部到達

　皮膚切開を置き、筋膜まで到達する。筋膜まで剥離することで骨折部が明らかになる。皮下の展開が終了して骨に到達後はエレバラスパや尖刃、鋭匙などを使用して骨折部周囲の血腫除去などを行い、骨折部を新鮮化する。

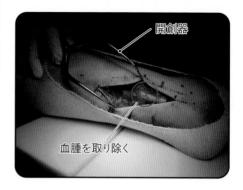

開創器

血腫を取り除く

　骨折部周囲はエレバラスパなどを使用して剥離を進めて骨折部の血腫を取り除き新鮮化する。骨折部がよりはっきりとわかる。

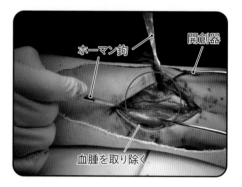

ホーマン鈎　開創器

血腫を取り除く

準備物

● メス
● 鉤ピン
● 開創器
● エレバラスパ
● 尖刃
● 鋭匙

プレートを仮固定（Kワイヤーを使用することが多い。事前に太さを確認しておく）し、スクリューを挿入していく。コーティカルスクリューを使用するかロッキングスクリューを使用するかによってドリルの太さが異なるため、事前に使用するスクリューの種類や順番を確認しておく（1〜2本はコーティカルスクリューを挿入することが多い）。

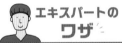

エキスパートのワザ

スクリューの種類と太さによってドリルの太さとドライバーのアタッチメントが変わる。
スクリューに応じてドリルの太さ・ドライバーのアタッチメントをセットで覚えておくとミスが起こりにくく、手術進行がスムーズになる。

⏱ 1:00 ## 骨折部の整復と固定

骨折部の整復を行う。歯付き骨把持鉗子を使用することが多くなる。事前に使用する予定の骨把持鉗子を確認しておく。

骨把持鉗子で骨折部をつかんで固定することで、整復されていることがわかる。

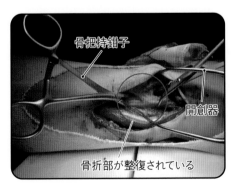

骨把持鉗子 / 開創器 / 骨折部が整復されている

準備物

- 骨把持鉗子
- ドリル（太さが数種類必要なことがある）
- ドリルスリーブ
- デプス
- ドライバー
- インプラント

骨把持鉗子は術者の好みや施設にある器材によって準備する種類と数が変わるため、術前に確認しておく。不足がないよう事前にドリルの太さや必要なインプラントがそろっているか確認しておく。
事前に開創器、剥離子、整復鉗子の有無と種類を確認しておき、術野に出すか、すぐ出せるように手術室に置いておく。

エキスパートのワザ

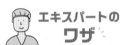

使用するKワイヤー（仮固定用の太さ）、スクリューの順番や種類を確認しておき、ドリル→デプスゲージ→（タップ）→スクリュー挿入の流れが滞りなく進行できるようにシミュレーションしておく。

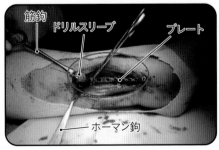

筋鉤 / ドリルスリーブ / プレート / ホーマン鉤

プレートを設置し、スクリューの挿入が終わった状態。この後閉創に移る。最後のスクリューが挿入された段階で、閉創用の糸の種類を確認しておく。

骨折の内固定をどの骨折から順番に行うか確認しておく。手術の順番がわかれば使用するインプラントが決まるため、すべてのインプラントを術野に出しておかなくてよい。必要なインプラントと器械だけ手元に置いておき、順に必要なインプラントと器械を交換していく。

こんなときどうする!?

骨折部が割れた！

まれに骨折部がスクリューで割れてしまうことがある。Kワイヤーなどで仮固定を追加したり、異なる方向にスクリューを挿入したり、プレートを使い分けたりする。万が一に備えてスクリューは多めに準備し、軟鋼線やKワイヤーも余分に準備する。

1:30 固定後の閉創

洗浄し、複数の傷を閉じていく。

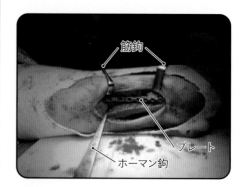

筋鉤
プレート
ホーマン鉤

準備物

● 閉創用の糸
● 外固定道具（ギプスやシーネなど）

術後にシーネやギプスなどの外固定を行うことがあるため、事前に確認して必要物品を準備しておく。ドレーンの有無も確認しておく。

術後はここに注意する

神経障害・皮膚トラブル・合併症

⚠ 閉創困難・皮膚壊死・手術部位感染

　もともと皮膚から骨までの距離が短い部分であるため、手術前の足首の腫れが強い場合や手術中に乱暴な操作を行うと、腫れて手術の傷が閉じられなくなる。術後に傷の周りの血流が悪くなって創部の癒合不全を起こし、皮膚壊死、感染を起こすことがある。

⚠ 血管損傷・神経損傷

　足先に行く血管や感覚に携わる神経が術野に現れるため、血管や神経の損傷に注意が必要である。
　ギプスやシーネ固定を行った場合は腓骨神経麻痺やギプスによる褥瘡に注意が必要である。術後は腫脹予防のため患肢挙上（腓骨神経麻痺に注意）やクーリングを行う。ギプスやシーネなどの固定が不要である場合は、創部は保護材のみで早期に可動域訓練を許可されている場合が多い。ただ、下肢の下垂や無理な運動は創部からの出血を起こしたり、浮腫や創離開のリスクとなることもあるため、ベッド上では患肢挙上を指導し、出血や浮腫がないかラウンド時に観察したほうがよい。

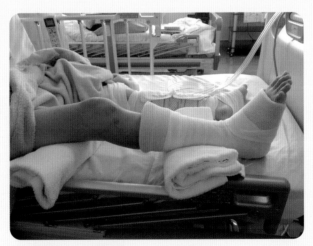

ギプス固定後、腓骨を浮かせて下肢を挙上
腓骨頭を浮かせて腓骨神経麻痺を予防し、膝関節遠位を挙上することで足関節の骨折部周囲の浮腫と踵の褥瘡を防ぐ。

引用・参考文献
1)　安藤治朗. 足関節骨折. オペナーシング. 37（12）, 2022, 49-54.

（檜山秀平）

04 大腿骨頚部骨折の人工骨頭置換術(BHA)

人工骨頭置換術、ここをおさえる

おもな症状／受傷機転

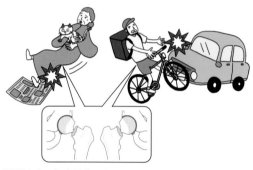

股関節痛、起立不能となる。

代表的な疾患

● **大腿骨頚部骨折**

若年者：交通事故や転落などの高エネルギー外傷

高齢者：自宅などでの転倒、高齢女性に多い

● **大腿骨頭壊死**

男性：アルコール多飲

女性：ステロイド使用歴、まれに潜水病

こんな手術

　頚部骨折は骨癒合が不良である。骨頭を置換することにより、大腿骨への荷重を可能にし、早期の離床を目指し、廃用症候群を予防する。

術　前

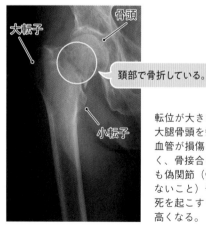

大転子

骨頭

頚部で骨折している。

小転子

転位が大きい場合は大腿骨頭を栄養する血管が損傷されやすく、骨接合を行っても偽関節（骨がつかないこと）や骨頭壊死を起こすリスクが高くなる。

術　後

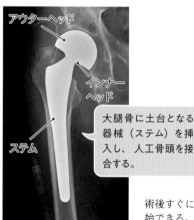

アウターヘッド

インナーヘッド

ステム

大腿骨に土台となる器械（ステム）を挿入し、人工骨頭を接合する。

術後すぐに荷重を開始できる。

手術の基本データ

▶ **適応**	転位の大きい大腿骨頚部骨折、臼蓋の軟骨が保たれている大腿骨頭壊死	
▶ **麻酔の方法**	全身麻酔または腰椎麻酔	
▶ **手術体位**	側臥位（後方アプローチ、外側アプローチ） または仰臥位（前方アプローチ）	
▶ **出血量**	100〜200mL	
▶ **傷の大きさ**	6〜15cm	
▶ **インプラント**	あり	
▶ **組立器械**	あり	

準備する器械

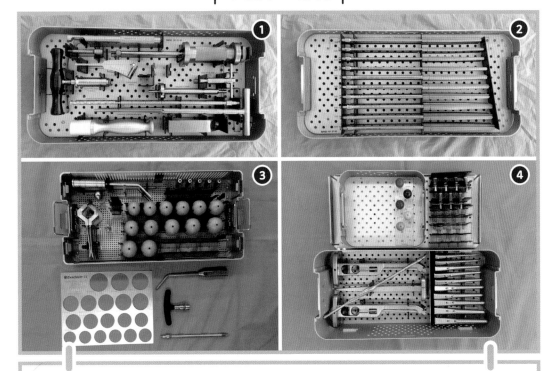

❶ ハンドル、カルカーリーマー、スターターリーマー、インパクターなど

❷ 髄腔リーマー（器種によっては使わないこともある）

❸ トライアルヘッド、トライアルヘッドハンドル、ヘッドサイズテンプレート、骨頭抜去器

❹ ブローチ、ブローチハンドル、大転子リーマー、トライアルネック

（セメントを使用することもある）

おもに使用する器械

ブローチ、ブローチハンドル

ハンマーとセットで渡す！

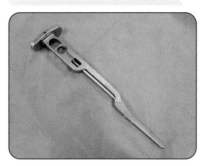

- 大腿骨にステムをぴったりフィットさせるために、海綿骨と皮質骨を削る道具。

こう使う

- 大腿骨外側にブローチを当て、ハンマーでブローチを叩いて海綿骨と皮質骨を削る。だんだんとサイズを上げていき、フィットするサイズまで削る。

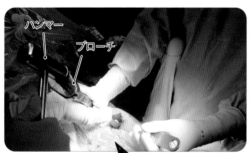

ハンマー
ブローチ

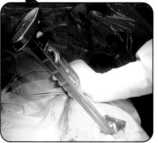

術者が唸る渡し方

- サイズを上げていくため、何度もラスプの交換が必要。
- スムーズに交換するため、術者が削りたい方向と同じ向きにラスプを渡す。
- 必ずハンマーとセットで渡す！

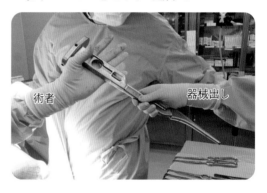

術者
器械出し

レトラクター

術野を展開！

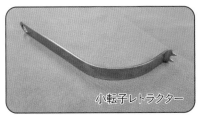

小転子レトラクター

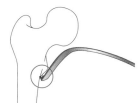

- ラスプを使用する際に小転子に引っかけて術野を展開する。

こう使う

- 股関節伸展位にてレトラクターをかけて、股関節を屈曲・内転・内旋して術野を展開する。

術者が唸る渡し方

- 術野を確保するために、レトラクター、筋鈎のセットで渡す。
- 術者によってはフェモラルエレベーターを使用することもあるのでチェックしておく。

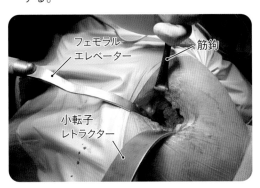

フェモラル
エレベーター
筋鈎
小転子
レトラクター

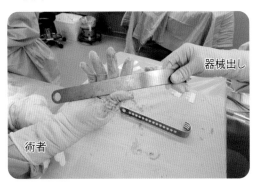

器械出し
術者

ヘッドのトライアル

ヘッドの大きさを決める！

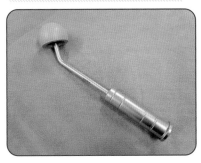

- 抜去した骨頭のサイズを参考に、実際に挿入するヘッドの大きさを決める。

術者が唸る渡し方

- サイズを1つずつ上げて、ベストなサイズを選択する。次のサイズのヘッドをもう1つのハンドルに装着してすぐに渡せるようにしておく。
- 返ってきたハンドルはすぐに外して次のサイズのヘッドを付け、準備しておく。

こう使う

- 骨頭抜去後にハンドルにトライアルヘッドを付けて臼蓋に装着し、前後・左右のフィット感を確認する。

チャンレー開創器

術野を確保！

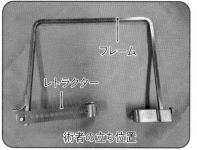

フレーム
レトラクター
術者の立ち位置

- 術野を確保する開創器。チャンレー開創器を用いることでドクター1人分の手が空き、ほかの作業ができる。

術者が唸る渡し方

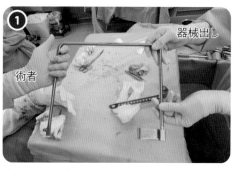

❶
術者
器械出し

大きいコの字型のフレームを渡す（コの字が術者と反対側になるように渡す）。

こう使う

- フレームとレトラクターを大腿筋膜にかけて固定し、術野を確保する。

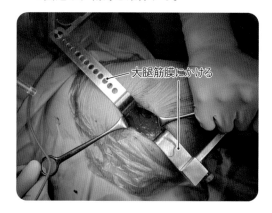

大腿筋膜にかける

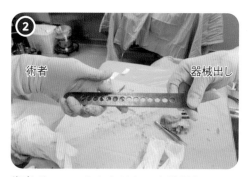

❷
術者
器械出し

術者がフレームをかけたのを確認し、レトラクターを渡す。

器械の組み立て方

ブローチ、ブローチハンドル

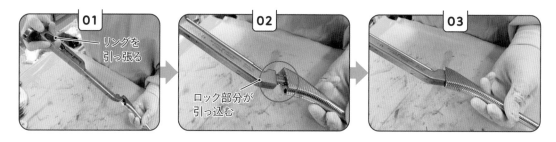

01
リングを引っ張る

02
ロック部分が引っ込む

03

- ブローチとブローチハンドルはメーカーによって形がさまざまである。
- 当院のものは、リングを引っ張るとロック部分が引っ込む（**01**、**02**）。この状態でブローチを装着し、リングを戻すとロックされる。
- ブローチとブローチハンドルの方向が合っていないと **03** のようにまっすぐにならず、ロックもされない。
- スムーズなブローチ交換が必要であり、術野から返ってきたブローチの交換の作業には**スピード**が要求される。

エキスパートの ワザ

基本的にブローチのサイズはだんだんとアップされていくが、時にダウンサイズを試すことがある。余裕がある際は、術野でのブローチの動き（叩いてもなかなか進まない）にも注意する。

トライアルヘッドとハンドル ▶動画

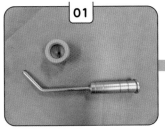

01

利き手でないほうでハンドルを持ち、利き手でヘッドを回して固定するとスムーズである。

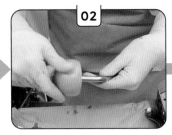

02

ヘッドを回して、ハンドルに固定する。

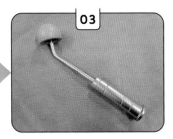

03

ブローチ同様、徐々にサイズが上がっていくが、ダウンサイズになることもあり、術野にも注意する。

セメントステムとセメントレスステム（セメント固定→ p.140）
ステムにはセメントステムとセメントレスステムの2種類がある。
セメントステムは、表面がツルツルしている。髄腔にセメントを挿入し、その上からステムを挿入する。セメントが海綿骨内に侵入し硬化することで骨との固着が得られ、ステムを支持できる。セメントステムは再手術の際に抜去しやすいなどのメリットがあるが、セメント使用時に脂肪塞栓などを起こし、急激な血圧低下などの副作用がある。
セメントレスステムにはポーラス加工という、ザラザラ加工がされている。このザラザラしたステムの表面に直接骨が形成され固着が得られる。髄腔内の軟部組織をしっかり取り除く必要があり、セメントステムとは逆で、再手術などの際の抜去が困難である。

器械出しにつながる！ 解剖

大腿骨の形状と栄養血管

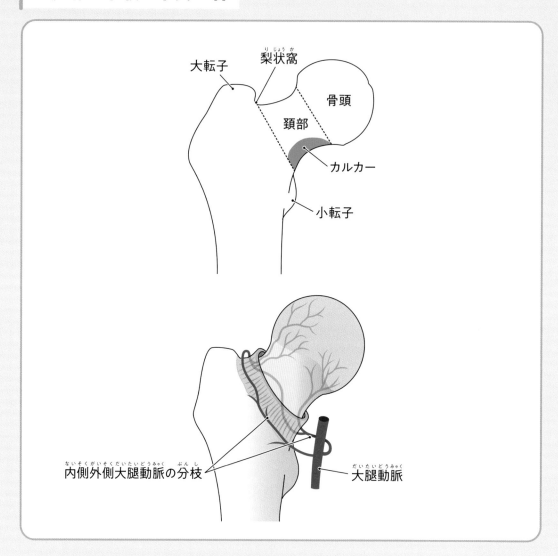

大腿骨頚部は大転子、小転子からなる転子間（転子部骨折の際に折れるところ）と骨頭の間に位置する。大転子の頚部側には梨状窩といわれるくぼみがあり、ここを箱ノミで削る。頚部の内側にはカルカーとよばれる、とくに皮質骨が厚い部分（この部分がメインで荷重を支える）がある。

大腿骨頭の栄養はほとんどが内側大腿回旋動脈から分枝によってまかなわれている。このため、頚部を骨折して転位が大きい場合は動脈が損傷されやすく血行不良となり、骨接合術などで骨癒合が得られた後に虚血性の骨頭壊死を引き起こすことがある。

大殿筋・中殿筋・小殿筋の位置

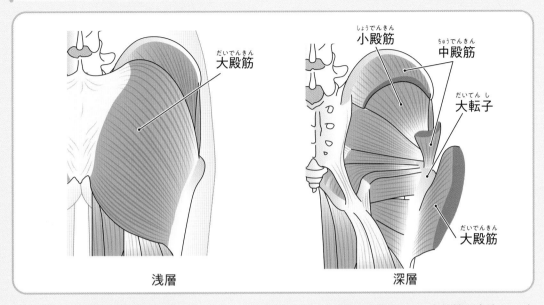

浅層

深層

　股関節は大殿筋に広範囲に覆われており、大殿筋を分けて深層を展開すると中殿筋が存在し、大転子に付着している。中殿筋のさらに深層に小殿筋が存在し、その遠位に梨状筋が存在する。一般的な後方アプローチでは小殿筋と梨状筋の筋間で切離し、関節包・骨頭へアプローチする。

梨状筋と短外旋筋群・坐骨神経

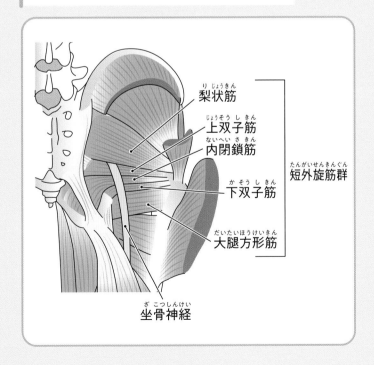

　大転子内側には梨状筋・上双子筋・内閉鎖筋・下双子筋・大腿方形筋が付着する。これらをまとめて、短外旋筋群と呼び、股関節の外旋にはたらく。

　人工骨頭置換術（BHA）では梨状筋から下双子筋までを切離して手術を行うことが多いが、最近では短外旋筋共同腱温存後方アプローチ（conjoined tendon preserving posterior approach：CPP法）という、上双子筋・内閉鎖筋・下双子筋の共同腱とその深層にある座骨大腿靭帯を温存して脱臼しにくくする手術も行われている。

　坐骨神経は梨状筋と上双子筋の間から出現する。

関節包と関節唇

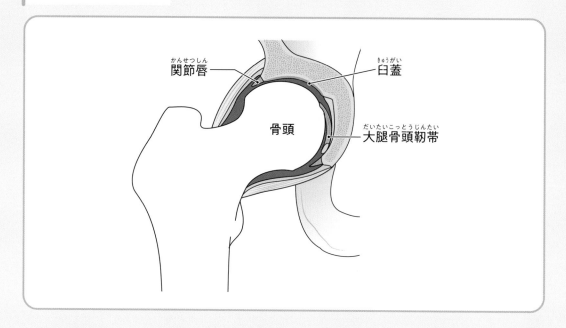

関節唇   臼蓋

骨頭   大腿骨頭靭帯

　大腿骨頭は臼蓋に収まっており、関節唇が股関節の安定性と衝撃吸収に寄与している。術者は関節包を切開する際に関節唇を損傷しないように注意している。

　大腿骨頚部は関節内にあるため、骨折しても出血は少ない。また、関節内は骨膜を欠くため、仮骨形成がなされない。したがって、骨接合術による骨癒合が困難になることが多く、BHA が選択される。

手術の手順と器械出しのキモ

⏱ 0:00 皮膚切開

円刃を用いて、皮膚を切開。電気メス
で出血部を止血する。脂肪層を切開し、
大殿筋を包む筋膜を展開する。

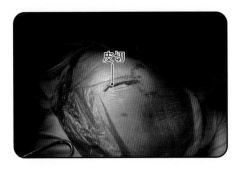

皮切

準備物

- 円刃
- ガーゼ
- 有鉤鑷子
- 筋鉤

> メスを渡した後に、術者・助手それぞれに有
> 鉤鑷子を渡す準備をしておく。

⏱ 0:01 筋膜の切開

大殿筋を包む筋膜を切開する。

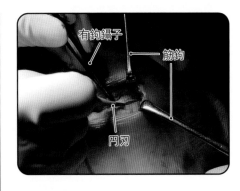

有鉤鑷子 — 筋鉤

円刃

準備物

- 円刃（皮膚切開で使用したものと別の
  円刃を推奨）

> 感染予防のため、なるべく皮切時と同じメス
> は使用しないようにする。

⏱ 0:02 滑液包の除去

大殿筋を筋線維に沿って分けていく
と、滑液包が確認できる。チャンレー開
創器をかけて術野を展開し、滑液包を切
開する。

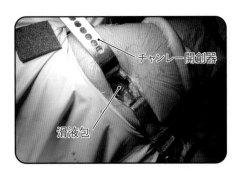

チャンレー開創器

滑液包

にある。

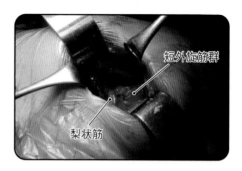

短外旋筋群

梨状筋

滑液包には血流が豊富であり、除去する際に出血がみられる。すぐに止血用鑷子を渡せる準備をしておく。

このころから操作部位がだんだん深くなるため、電気メスの先端を交換する準備をしておく。

ここから股関節を内旋して手術が進んでいく。内旋位を保持できるように枕を用意しておく。

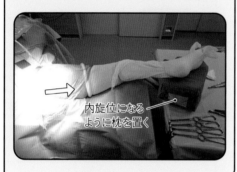

内旋位になるように枕を置く

準備物

● 深い筋鉤

短外旋筋群を切離する際に内側回旋大腿動脈からの出血が多い。吸引やガーゼが必要となるため、すぐに渡せる準備をする。

エキスパートの ワザ

➡の方向に坐骨神経が走行している。電気メスが坐骨神経付近に当たると下肢がぴくっと動く。術者が気づかないこともあるので、下肢が動いたら術者に伝える。

0:10 関節包の切開 動画

　関節包をL字またはT字に切開する。関節包を切開することで、大腿骨頭が確認できる。

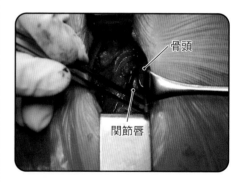

骨頭

関節唇

準備物

● 深い筋鉤

0:05 梨状筋と短外旋筋群の切開 動画

　小殿筋と梨状筋の間を筋の走行に沿って切開し、L字になるように大腿骨付着部から梨状筋と短外旋筋群（上双子筋・内閉鎖筋・下双子筋）を切離する。最近は梨状筋を温存するCPP法も増加傾向

関節包を切開すると骨折した際にたまった血腫が出てくる。吸引やガーゼをすぐに渡せるように準備する。深い部位での操作になるので、電気メスの先端を長いものに変更する準備をしておく。

0:15 骨頭の抜去 動画

ハンマーで骨頭抜去器を叩き、骨折部から刺入する。その後回転させながら、さらに深く刺入させ、骨頭を抜去する。

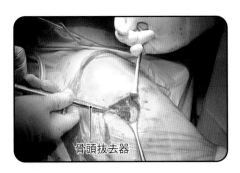

骨頭抜去器

準備物

● 骨頭抜去器
● ハンマー

骨頭抜去器とハンマーはセットで渡す準備をする。抜去した骨頭を落とさないように受け取る。

0:16 ヘッドサイズの確認 動画

抜去した骨頭のサイズを測定し、術前の計画との違いがないか確認する。

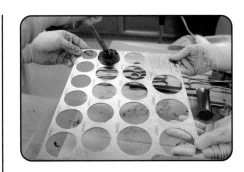

準備物

● トライアルヘッドのテンプレート

術者が確認したサイズと±1~2のサイズのトライアルヘッドを準備する。
骨頭を落とさないように、メイヨー台の上で行う。

0:17 ヘッドのトライアル 動画

臼蓋にトライアルヘッドを挿入し、サイズを確認する。

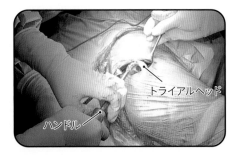

トライアルヘッド

ハンドル

準備物

● トライアルヘッド（サイズを確認した±1~2のヘッド）
● ハンドル

先読みの鬼！

術者がサイズを確認する際に、サイズが小さいとポコッと音がする。この音が聞こえたらさらに大きいサイズのトライアルヘッドが必要となる。

ポコッと音がしたな。
大きいサイズを準備しよう

ポコッ

術者はサイズ確認のために、何度かトライアルヘッドを挿入する。ハンドルを2本用意し、術者に渡したサイズの次のサイズのトライアルヘッドを準備しておく。術野からハンドルが返ってきたら、すぐに次のサイズのトライアルヘッドを付けておく。

0:20 レトラクターをかけて術野を変更

　小転子レトラクターをかけて、股関節を屈曲・内旋する。続いて、大殿筋に浅めの筋鉤、大腿骨にエレベーターをかけて（使用しない術者もいる）術野を変更する。電気メスで軟部組織などを切除し、梨状窩をきれいに展開する。

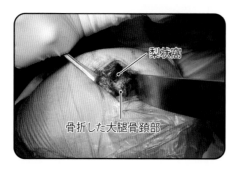

梨状窩

骨折した大腿骨頸部

準備物

● 小転子レトラクター
● 筋鉤
● エレベーター

まず、小転子レトラクターを渡し、浅めの筋鉤（1～2号）、エレベーターの順で渡す。

0:22 箱ノミによる開窓、スターターリーマー 動画

　梨状窩から箱ノミで開窓し、髄腔を展開する。髄腔内へスターターリーマーを挿入し、髄腔内の海綿骨を削る。

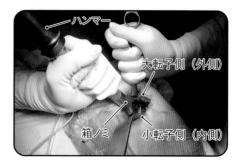

ハンマー

大転子側（外側）

箱ノミ

小転子側（内側）

準備物

● 箱ノミ
● ハンマー

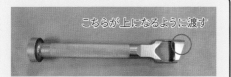

こちらが上になるように渡す

箱ノミは先端の長い部分が上になるように術者に渡す。必ずハンマーとセットで渡す。

0:23 骨ヤスリで大腿骨外側を削る ▶動画

ブローチがスムーズに入るように大腿骨外側（大転子側）を削る。

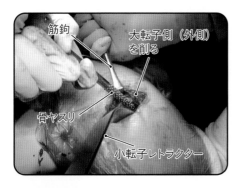

筋鈎

大転子側（外側）を削る

骨ヤスリ

小転子レトラクター

準備物

● 骨ヤスリ

骨ヤスリは少し彎曲している。彎曲部が上になるように術者に渡す。
術者や器械出しがヤスリで手をケガしないように注意して渡す。

0:25 ラスピング ▶動画

予定している3〜4サイズ下のブローチから使用して大腿骨外側（大転子側）をハンマーで叩きながら削っていく。この際、ブローチを少し進めては戻し、さらに進めるようにハンマーで叩く。ブローチサイズを上げていきながら、ぴったりのサイズのブローチを決めていく。

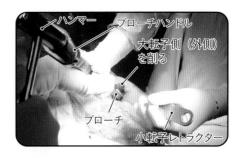

ハンマー　ブローチハンドル

大転子側（外側）を削る

ブローチ

小転子レトラクター

準備物

● ブローチ
● ブローチハンドル
● ハンマー

予定している3〜4サイズ下のブローチからサイズを上げていく。ブローチハンドルを2つ用意し、スムーズに渡せるようにする。

エキスパートのワザ

メイヨー台に全サイズのブローチを用意するとかなりの面積が必要となるため、術前に術者の使用予定のサイズを確認しておく（術者は作図をして使用するサイズをある程度決めている）。

0:30 カルカーリーマー ▶動画

頚部内側（カルカー）を削って、ブローチと高さを合わせる。この高さが、実際に挿入されるステムの高さと同じになる。

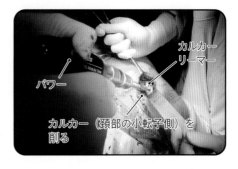

パワー

カルカーリーマー

カルカー（頚部の小転子側）を削る

2 章 04 大腿骨頚部骨折の人工骨頭置換術（BHA）

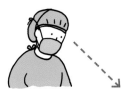

先読みの鬼！

ブローチハンドルの動きを見る！

ブローチをハンマーで叩いた際、サイズが小さいと髄腔内にどんどん入っていく。サイズがフィットしてくるとブローチを叩いても髄腔内に入っていかなくなる。ブローチの動きを見ると、術者に渡したブローチのサイズが最適なサイズかどうか判断できる。
逆に、あまりにもブローチが髄腔内に入っていかない場合はワンサイズ下げたブローチが必要になることもあるので、次に渡すブローチサイズを予想できる。

ハンマーの音を聴く！

カンカンカン…………
キーン

ブローチと大腿骨がぴったりフィットした際に、カンカンカンというハンマーで叩く音が、キーンという金属音に変わる。

準備物

● カルカーリーマー
● パワー

(0:31) 整復トライアル

　股関節を伸展・外旋して骨頭を臼蓋へ整復するが、無理に整復すると骨折する可能性がある。整復後、健肢と脚長差がないことと、大腿四頭筋の筋緊張を確認する。

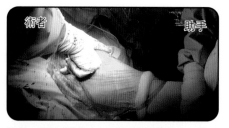

術者は骨頭が整復される際に関節包などが巻き込まれないか確認する。助手は股関節を伸展・外旋している。

準備物

● トライアルヘッド
● トライアルネック

トライアルネック、トライアルヘッドの順に渡す。ここではネックを交換することがあるため、サイズの違うネックを渡す準備をする。

 エキスパートの ワザ

メイヨー台をずらしておく。
　整復後、術者は脚長差や筋緊張を確認する。この際、メイヨー台があると両下肢を揃えることが困難であり、患肢を乗せていたメイヨー台をずらす必要がある。

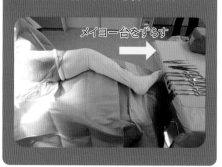

メイヨー台をずらす

0:35 髄腔内の洗浄

髄腔内を洗浄し、軟部組織などを取り除く。ステムのポーラス加工の部分（ザラザラしているところ）で大腿骨と骨癒合するため、大腿骨の髄腔に軟部組織などが残っていると固着しにくくなる。きれいに洗浄しても軟部組織が残っている際は鑷子できれいに取り除く。

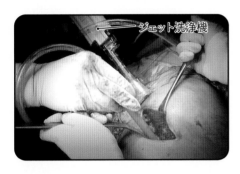
ジェット洗浄機

準備物

- ジェット洗浄機
- 先端の細い鑷子

術者はジェット洗浄後に髄腔内をチェックする。軟部組織が残っている際は鑷子で取り除くため、ジェット洗浄機が返ってきたら、鑷子を渡す準備をしておく。

0:36 ステムの挿入

土台となるステムを挿入し、大腿骨にフィットさせることで安定性を得る。

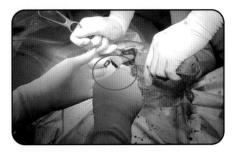
感染予防のため○部以外は触らないようにする。

準備物

- ステム
- ステムインパクター
- ハンマー

感染予防のため、術者と器械出し看護師の手袋を新しいものに交換する。
髄腔へ入る部分をなるべく触らない、袋のまま術者が取り出せるように渡す。
ステム、ステムインパクター、ハンマーの順で渡す。
セメントステムの場合は、ステムを渡す前にセメントを準備する。

0:37 ヘッドの組立、挿入

医師がメイヨー台で組み立てる。

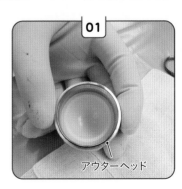
01
アウターヘッド

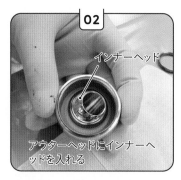

02

インナーヘッド

アウターヘッドにインナーヘッドを入れる

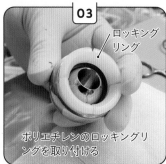

03

ロッキングリング

ポリエチレンのロッキングリングを取り付ける

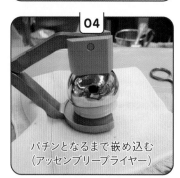

04

パチンとなるまで嵌め込む
（アッセンブリープライヤー）

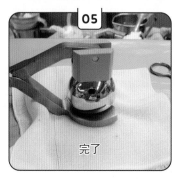

05

完了

ステムのネックが血液などで汚れていると電位差で腐食することがあるので、ジェット洗浄し、きれいなガーゼで拭き取る。ネック部分にインナーヘッドとア

ウターヘッドを装着して、ハンマーで固定する。

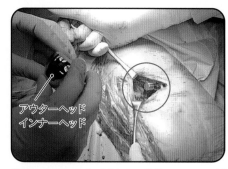

アウターヘッド
インナーヘッド

○部に血液や水分が残らない状態でヘッドを挿入。

準備物

● アウターヘッド
● インナーヘッド

インプラントの表面に傷がつかないよう細心の注意を払う。

0:38 **整復**

股関節を牽引・伸展・外旋し骨頭を臼蓋に整復する。

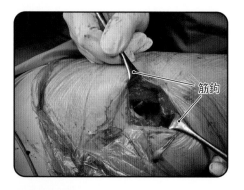

筋鈎

準備物

● コッヘル鉗子

整復後、脚長差を確認するためメイヨー台を
ずらして術者が操作しやすいようにする。
整復時に関節包が骨頭と臼蓋に挟まることが
ある。挟まった関節包を外すため、コッヘル
鉗子を渡す準備をしておく。

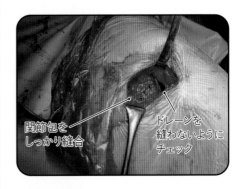

関節包を
しっかり縫合　ドレーンを
縫わないように
チェック

🕐 0:39 洗浄・ドレーン挿入

関節に留置するドレナージチューブを
挿入する。

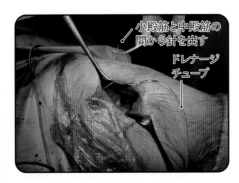

小殿筋と中殿筋の
間から針を出す
ドレナージ
チューブ

準備物

- 針付きドレナージチューブ
- コッヘル鉗子
- 雑剪 _{ざっせん}

ドレナージチューブの針はとても鋭利なので針
刺しに注意が必要。針を渡すときはキャップ
のまま術者に渡す。
針付きドレナージチューブ、コッヘル鉗子、
雑剪の順に渡す。

🕐 0:40 関節包の縫合

吸収糸で関節包を縫合する。

準備物

- 1号の吸収糸
- 有鉤鑷子
- クーパー剪刃

すこし時間ができるタイミング。ガーゼの枚数
や器械の数チェックを行う。

🕐 0:45 梨状筋、短外旋筋群の縫合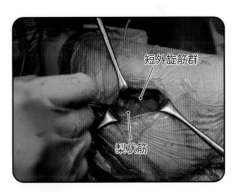

梨状筋と短外旋筋群を大腿骨に縫い付
ける。大腿骨外側に直接針を通す。

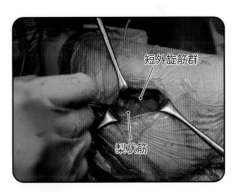

短外旋筋群

梨状筋

準備物

- 1号吸収糸
- マチュー持針器
- 有鉤鑷子
- クーパー剪刃

針を骨に刺すため、マチュー持針器で針の真ん中を持って渡す。

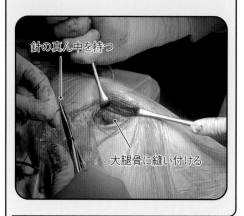

針の真ん中を持つ

大腿骨に縫い付ける

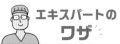
エキスパートの
ワザ

股関節内旋位で大腿骨外側に針を通し、梨状筋に針を掛けた後やや外旋位に<ruby>結紮<rt>けっさつ</rt></ruby>する。内外旋の邪魔にならないようにメイヨー台を移動する。

0:50 筋膜の縫合

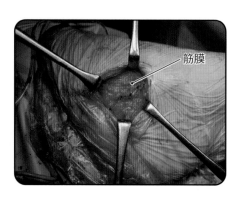

筋膜

準備物

● 0号吸収糸
● マチュー持針器
● 有鉤鑷子
● クーパー剪刃

再度ガーゼや器械のチェックを行う。

0:55 皮膚の縫合

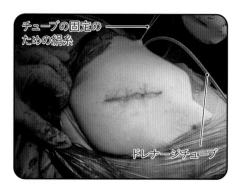

チューブの固定のための絹糸

ドレナージチューブ

準備物

● 3-0吸収糸
● ヘガール持針器
● 有鉤のアドソン鑷子
● クーパー剪刃
● チューブ固定用の<ruby>絹糸<rt>けんし</rt></ruby>や固定材

被覆材のチェックとドレーンの固定を忘れずに。

術後はここに注意する

出血・貧血

　髄腔など骨からの出血が多い手術である。骨や髄腔は止血を得にくいところであり、また抗凝固薬が効いている期間に手術を行うこともあり、その際には予想以上に出血がある。

　高齢女性の受傷が多く、術前から貧血がある患者では術後の輸血の可能性はもちろん、術中の輸血を念頭に置かなければならない。

感染

　異物であるインプラントを体内に置いてくる手術であるため、感染を起こすと、インプラントの抜去が必要となる。抜去後は荷重ができず、再手術までベッド上安静が必要となり、寝たきりなど日常生活動作（activities of daily living：ADL）の低下や、誤嚥性肺炎などによって最悪の場合、死亡することもある。

　再手術までに感染を鎮静化させることが必要で、抜去から再置換術まで半年〜1年ほど要することもあり、再度歩行できる可能性は極めて低くなる。そのためにも通常の手術より厳密に感染対策を講じる必要がある。インプラントを直接触らない、インプラントを術野で開ける際には、手袋を替えるなどの対策が必要である。

脱臼

　後方アプローチでは術後、股関節の屈曲・内転・内旋により、脱臼することがある。脱臼してしまうと、関節包が巻き込むことにより非観血的に整復困難になったり、反復脱臼を起こしたりすることもある。術直後から1週間程度は股関節外転装具を装着し、脱臼を予防する施設もある。外転装具の装着が終了した後も、とくに認知症の患者は脱臼肢位にならないように注意する。

再骨折

　高齢化により、人工関節・インプラントに置換した患者のインプラント周囲骨折が今後さらに増えることが予想される。

　インプラント周囲骨折では手術を行ってもすぐに荷重できないことが多く（場合によっては全荷重まで3カ月以上かかることもある）、転倒予防および、二次性骨折予防が必要である。

（車 先進）

05 腰椎の除圧術／除圧固定術

腰椎除圧術／除圧固定術、ここをおさえる

おもな症状／受傷機転

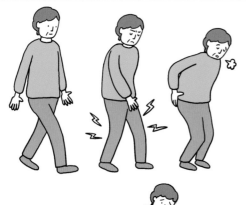

- **間欠性跛行**

  歩行時に両下肢、殿部のしびれ、脱力感が徐々に出現し、歩行が次第に困難になる。安静により症状は改善するが、歩行を再開すると再び同様の症状が出現する。

- **下肢痛、しびれ**

  障害されている神経領域に限局する神経根型、両側の下肢・会陰部に出現する馬尾型、両者の混合型がある。

- **腰痛**

- **膀胱直腸障害**

  仙髄領域の神経が障害された場合、排尿障害、便秘、便失禁を起こすことがある。

代表的な疾患

- 腰部脊柱管狭窄症
- 腰椎椎間板ヘルニア
- 腰椎すべり症
- 腰椎分離症
- 腰椎変性側弯症

こんな手術

除圧術

　ノミやハイスピードドリルで椎弓を削り、硬膜（脊髄・馬尾神経を内包している膜）の背側にある黄色靭帯を切除することで硬膜の圧迫を解除する。椎弓全体を削る**椎弓切除術**、片側ずつ最小限の椎弓掘削で黄色靭帯を切除する**開窓術**がある。最近では、顕微鏡や内視鏡を用いて、小皮切・低

侵襲で行うことが増えている。腰椎椎間板ヘルニアがあれば硬膜の腹側も展開し、突出した椎間板ヘルニアを摘出する。

固定術

　腰椎すべり症、腰椎変性側弯症など脊椎不安定性やアライメントの悪化がある症例では、神経の除圧だけでは十分に症状を改善できないことが多い。安定性の獲得、アライメントの改善のために、インプラントを使用して脊椎の矯正・固定を行う。椎弓根スクリューを挿入し、ロッドで連結して固定する。後方椎体間固定術（PLIF：posterior lumbar interbody fusion）では椎間板内を掻爬し、移植骨を詰めたケージを挿入することで固定椎間の骨癒合率を向上できる。PLIF では、ケージを挿入するために除圧術を行って硬膜および椎間板を露出させる必要がある。

術 前

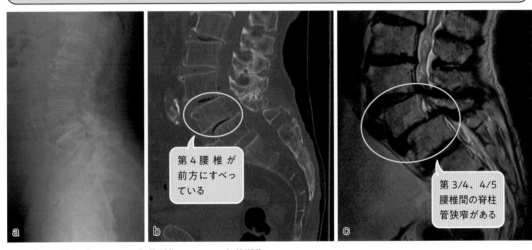

a：単純 X 線側面像、b：CT 矢状断像、c：MRI 矢状断像

術 後

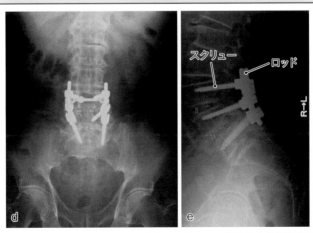

L4 すべり症、および L3/4/5 の脊柱管狭窄症に対する 2 椎間後方椎体間除圧固定術。
d：単純 X 線正面像、e：単純 X 線側面像

手術の基本データ（除圧術）

▶ 適応	腰部脊柱管狭窄症、腰椎椎間板ヘルニア
▶ 麻酔の方法	全身麻酔
▶ 手術体位	腹臥位
▶ 出血量	（除圧椎間数によるが）50〜200mL
▶ 傷の大きさ	4〜5cm/ 椎間、顕微鏡・内視鏡手術では 1〜2cm/ 椎間
▶ インプラント	なし
▶ 組立器械	なし

手術の基本データ（除圧固定術）

▶ 適応	腰椎すべり症、腰椎分離症、腰椎変性側弯症
▶ 麻酔の方法	全身麻酔
▶ 手術体位	腹臥位
▶ 出血量	（固定椎間数によるが）200〜800mL
▶ 傷の大きさ	6〜8cm/ 椎間
▶ インプラント	あり
▶ 組立器械	あり

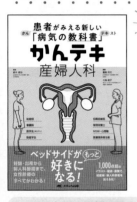

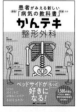

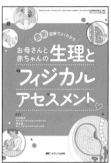
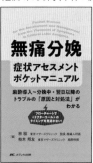
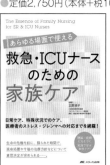

「よい病院ほどミスが多い」理由がわかる!

看護管理・クリニカルパス

医療安全BOOKS 10
成果につながる、
実践にいかすQ&A
医療・看護現場の
心理的
安全性の
すすめ

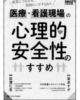

■日本医療マネジメント学会
／坂本 すが 監修
田淵 仁志 編著

●定価2,860円(本体+税10%) ●A5判 ●128頁
●ISBN978-4-8404-8168-7

実践に役立つデータやフォーマットが満載!

感染症・感染管理

インフェクションコントロール別冊
すぐに使えるデータやフォー
マットがダウンロードできる!
感染対策のための
サーベイランス
まるごとサポート
ブック 改訂版

■日本環境感染学会JHAIS
委員会 監修　藤田 烈 編著

●定価4,400円(本体+税10%) ●B5判 ●208頁
●ISBN978-4-8404-8169-4

最新の頻出レジメンに一新しパワーアップ!

がん看護・ターミナルケア

YORi-SOU がんナーシング
2023年春季増刊
免疫チェックポイント阻害薬も
充実!
がん薬物療法の
レジメン56
＋経口抗がん薬14
やさしくまなべる
BOOK

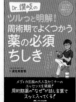

■岡元 るみ子／荒尾 晴惠 編著

●定価4,400円(本体+税10%) ●B5判 ●280頁
●ISBN978-4-8404-8127-4

急変時の看護師の動きが漫画でわかる!

脳・神経

ブレインナーシング
2022年夏季増刊
急変しても、もううろたえ
ない!あわてない!
マンガで学ぶ
脳神経疾患患者の
急変対応33場面

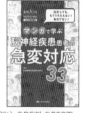

■日本脳神経看護研究学会
監修

●定価3,960円(本体+税10%) ●B5判 ●256頁
●ISBN978-4-8404-7613-3

大人気セミナーを本でも楽しめる!

手術・麻酔

メディカのセミナー
濃縮ライブシリーズ
Dr.讃岐の
ツルっと明解!
周術期でよくつかう
薬の必須ちしき

病棟ナースにも
さらさら役立つ

■讃岐 美智義 著

●定価3,520円(本体+税10%) ●A5判 ●352頁
●ISBN978-4-8404-5621-0

整形外科を愉快にまとめて楽しく学ぼう!

整形

超図解で
面白いほど頭に入る
ふんわり 見るだけ
整形外科

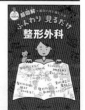

■岡野 邦彦 著

●定価3,080円(本体+税10%) ●B5判 ●176頁
●ISBN978-4-8404-7550-1

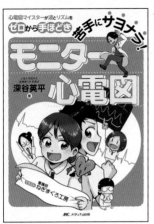
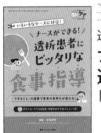

準備する器械

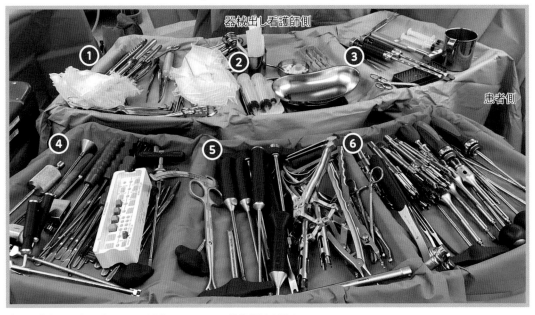

器械出し看護師側

患者側

除圧固定術の場合。除圧のみの場合は、ここから外注器械を除く。

器械出し看護師側	外注器械
脊椎手術の基本物品と手術工程中に頻出する器械を配置する。 ❶ 筋鉤、開創器、髄核鉗子、ケリソン鉗子、コブラスパ、リウエル鉗子など。 ❷ メス、膿盆、ツッペル、針カウントなど。 ❸ （写真撮影時は椎間板操作中のため）剥離子、ケージのトライアル、ハンマーなど。操作に応じて手元に置く器械を変更していく。	❹ 椎間板内操作用の器械 ❺ ロッド締結用の器械 ❻ スクリュー挿入用の器械

おもに使用する器械

髄核鉗子（ヘルニア鉗子、パンチ）

組織をつまんで切除！

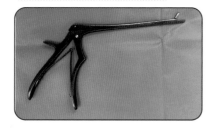

- 軟部組織、椎間板・髄核などをつまみ、切除することができる。
- グリップを握ると先端が閉じる。先端がまっすぐ、上向き、下向きのものがある。

こう使う

- 展開後、骨に付着した軟部組織を切除する。
- 除圧の際に、ノミで切り落とした骨片や黄色靭帯を切除する。
- 椎間板操作の際に、髄核を切除する。

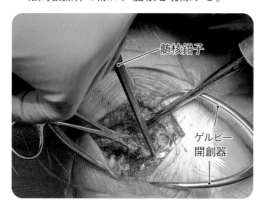

髄核鉗子
ゲルピー開創器

術者が唸る渡し方 動画

- 術者が持ち直すことなく、そのまま握れるような向きで渡す。
- 通常は先端がまっすぐのものを使用するが、椎間板内操作の際には上向き、下向きを使用することがあるため、術者の要望に沿えるように手元に準備しておく。
- 切除した組織をガーゼ越しに受け取ると手術がスムーズに進行する。

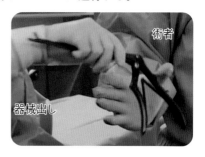

術者
器械出し

ケリソン鉗子（ケリソンパンチ）

硬い骨を切除！

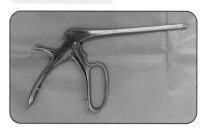

- 先端の刃で骨や軟部組織を噛み切って切除する。
- 把持力があり、硬い骨でも切除が可能である。
- 髄核鉗子同様、グリップを握ると先端が閉じる。

こう使う

- 除圧の際に、椎弓に付着している黄色靭帯の隙間に差し込んで黄色靭帯を切除する。椎弓の辺縁を噛んで除圧することも可能である。
- 椎間板操作では、線維輪を噛み切ってケージ挿入部を広げることができる。

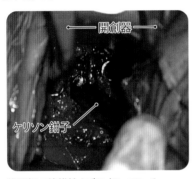

椎間板の線維輪を噛み切っている。

術者が唸る渡し方 動画

- 髄核鉗子同様、術者が持ち直すことなく、そのまま握れるような向きで渡す。
- 切除した骨をガーゼ越しに受け取る際、骨が刃に挟まって取りにくいことが多い。**片手でケリソンを押さえ、しっかりガーゼで除去することが望ましい。**

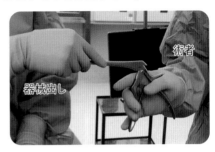

ハイスピードドリル

骨を自在に削る！

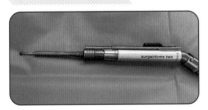

- 気動式のタイプが"エアトーム、エアドリル"と呼ばれるドリルで、最近は電動式のタイプもある。
- 先端についた球形のドリルを回転させ、骨を自在に削ることができる。

術者が唸る渡し方 動画

- 手元で操作するタイプのものでは、**スイッチが"safe"になっていることを必ず確認して渡す。**"on"の状態で手渡すと術者がけがをするおそれがある。
- コードが絡まっているとドリルの操作に影響するため、コードが絡まずループをつくらないように渡す。

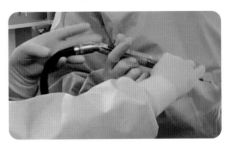

こう使う

- 除圧の際に、椎弓を削る。
- スクリュー挿入の際、下穴を作製する。

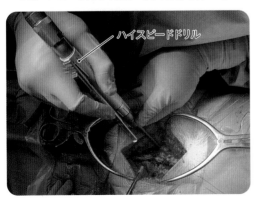

ノミ、ハンマー

骨を塊で除去！

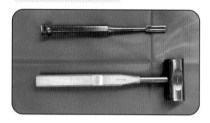

- ノミの持ち手部分をハンマーで叩き、先端の刃で骨を叩き切る。
- 平ノミ、丸ノミなど刃の形に種類があり、用途によって使い分ける。ドリル、ノミのいずれでも除圧できるが、どちらを使用するかは術者の好みによる。

こう使う

- 除圧の際に、椎弓を削るために使用する。
- 骨を塊で切除できる利点がある。移植骨を多めに確保するためにはノミで除圧を行うことが望ましい。

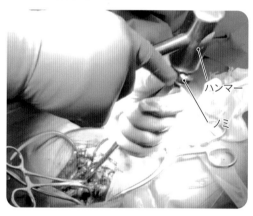

ハンマー

ノミ

術者が唸る渡し方 動画

- 術者が持ち直すことなく、そのまま握れるような向きで渡す。
- 術者が右利きの場合、左手にノミ、右手にハンマーを持つ。先にノミを渡し、後でハンマーを渡す。
- 平ノミ、丸ノミなどの使用場面が異なるため、どのノミを使用するか術者に事前に確認しておく。

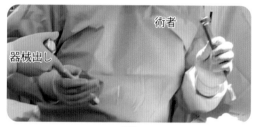

術者

器械出し

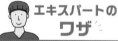

器械の組み立て方

エキスパートの
ワザ

しっかり締めないとケージ挿入時にケージが動いてしまう！

スクリューの取り付け方 動画

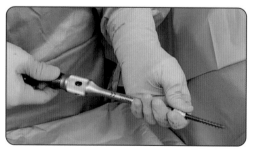

スクリュードライバーの先端をスクリューヘッド内に一直線に差し込む。

ケージの取り付け方 動画

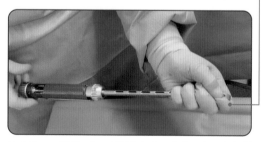

スクリュー同様、ケージがぶれないようにしっかり把持してドライバーを連結する。

器械出しにつながる！ 解剖

腰椎後方から見た解剖

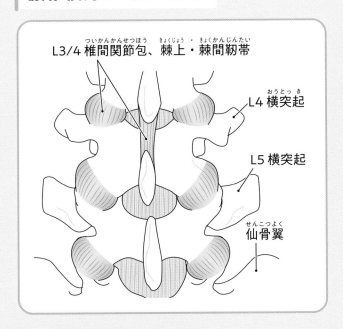

L3/4 椎間関節包、棘上・棘間靱帯
L4 横突起
L5 横突起
仙骨翼

棘突起および棘上・棘間靱帯を温存しつつ、両側の椎間関節、横突起を展開する。

除圧で切除する部位

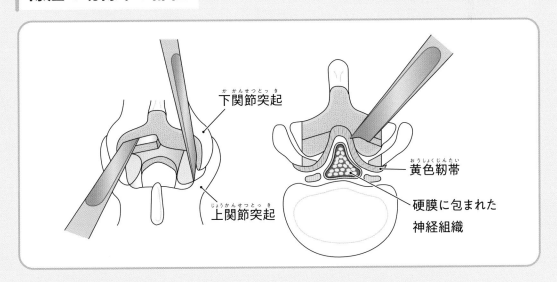

下関節突起
上関節突起
黄色靱帯
硬膜に包まれた神経組織

黄色靱帯は頭側椎弓腹側および尾側上関節突起内縁、尾側椎弓上縁に付着している。頭側椎弓の下縁と下関節突起内側を切除後、尾側椎弓の上縁、上関節突起内側を切除し、黄色靱帯を切除する。

椎間板の展開

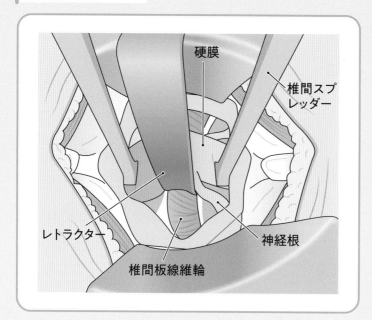

硬膜

椎間スプ
レッダー

レトラクター

椎間板線維輪

神経根

固定術では除圧後にレトラ
クターで硬膜を内側によけ、
椎間板内の操作を行う。

腰椎除圧固定術の完成図

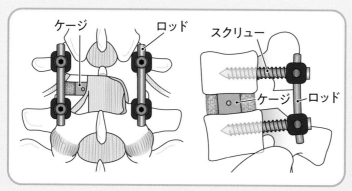

ケージ　　　ロッド

スクリュー

ケージ　ロッド

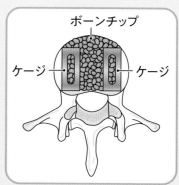

ボーンチップ

ケージ　　　　　　ケージ

　片側からケージを挿入し、固定が完了した状態。ケージの周
囲には術中に作製した移植骨も置いてくる。

　両側からケージを挿入した場
合。

手術の手順と器械出しのキモ（除圧固定術）

0:00 皮膚切開

該当椎間の正中皮膚切開をする。

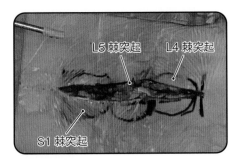

準備物

- メス
- 鑷子（せっし）
- ゲルピー開創器

以降の展開に向けて、術野が深部に向かっていく。浅層にはゲルピー開創器を使用するが、深部に向かうにつれて足長（あしなが）のゲルピー開創器、アドソン開創器などが必要となるため、順次出せるように手元に準備しておく。

0:05 展開

傍脊柱筋（ぼうせきちゅうきん）を剥離し、棘突起、椎弓を露出する。コブラスパで筋肉を牽引し、電気メスで骨の筋付着部を剥離する。展開時に剥離しきれなかった軟部組織は、髄核鉗子を使用して切除する。

除圧術では椎間関節の内側が露出できれば十分だが、固定術では椎間関節の外

側からスクリューを挿入するため、除圧術単独よりも外側まで十分に展開する必要がある。

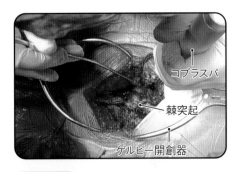

準備物

- コブラスパ
- ゲルピー開創器
- アドソン開創器
- 髄核鉗子

展開中は器械出し操作で忙しいことはとくにない。固定術では、この後に続くスクリューに備えて外注器械の確認、準備をしておく。

0:30 スクリュー挿入
（除圧のみの場合は割愛）

透視またはナビゲーションシステムを使用し、椎弓根スクリューを挿入する。スクリューの挿入孔はハイスピードドリルまたはオウルで作製する。挿入孔にペディクルプローブを挿入し、スクリューの下穴を作製する。サウンダー（フィーラー）で椎弓根の内外側（ないがいそく）、頭尾側、腹側

への穿孔(せんこう)がないか確認する。タップを使用して目ねじを刻み、再度サウンダー（フィーラー）で穿孔を確認する。最後にスクリューを挿入する。この作業を固定椎体分繰り返し行う。

準備物

- ナビゲーション
- ハイスピードドリル

外注器械

- オウル

- ペディクルプローブ
- サウンダー（フィーラー）
- タップ
- スクリュードライバー

使用する器械が急に多くなり、器械出し看護師が焦ってしまうことが多い。上記のように手順は全て決まっているため、次に使用する道具を予測することは容易である。焦らず、次に使用する道具をすぐ渡せるようにスタンバイしておく。

先読みの鬼！

スクリューのサイズと長さは事前にある程度決まっていることが多いが、術中の所見で変更となることも多い。術者・助手や立会い業者の会話から察し、術者にサイズと長さを確認、スクリューを早めに準備して渡せるようにしておく。

> 50mm まで掘りたいけど入らないなー

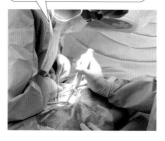

> スクリューは 45mm になりそうですか？それで出していいですか？

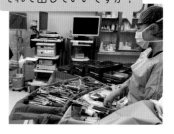

 ## エキスパートのワザ

> ここを右に回すと正回転、左に回すと逆回転に制限される

業務が急に増えるため、事前に予習をしていても術者の要求についていけなくなることも多い。そんななかでつい忘れがちなのがタップのラチェット（回転動作方向を一方向に制限し、回しやすくする機構）を元に戻すことである。術者がタップ使用後、逆回転の状態で手元に戻ってくるため、**受け取った時点で正回転に戻しておく癖をつけておくとよい。**

こんなときどうする!?

スクリューがうまく取り付けできない!

スクリューヘッド内にドライバーがしっかりはまり込み、かつスクリューのシャフト部分とスクリュードライバーが一直線上にないとうまく取り付けできない。焦らずにこれらの点を確認する。

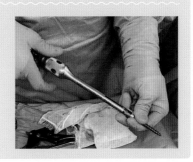

🕐 1:00 除圧

（除圧術の場合は展開後にこの操作に入る）

　固定術の際には移植骨に使用するため棘突起を基部で切除する。

　椎弓をノミやハイスピードドリルで削り、硬膜の背側にある黄色靭帯を露出する。髄核鉗子で剥がすようにして黄色靭帯を菲薄化させつつ、ケリソン鉗子などで辺縁を切除して黄色靭帯を硬膜から遊離させる。浮上した黄色靭帯を鉗子類で摘出し、硬膜の圧迫を解除する。

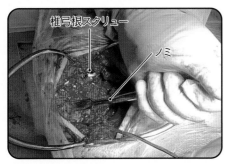

ノミで椎弓上縁を切除している。

準備物

- リウエル鉗子
- ノミまたはハイスピードドリル
- 神経剥離子
- 髄核鉗子
- ケリソン鉗子

　骨の掘削、黄色靭帯の切除で使用する道具が変わるため、術野で何が行われているかを把握し、次に使用する道具を準備しておく。

エキスパートのワザ

　切除した骨や軟部組織をガーゼ越しに受け取ると手術がスムーズに進行する。除圧術では回収した組織は破棄となることが多いが、固定術では移植骨を作製する必要がある（いわゆる骨作り）。除圧の際に出てきた骨に付着した軟部組織をリウエル鉗子などで可及的に切除し、軟部組織を含まない癒合しやすい骨作りをする。

こんなときどうする!?

骨作りをする余裕がない!

術者の手際が良いと除圧はそれほど時間がかからない。素直に術者・助手に骨作りする余裕がないことを伝え、骨作りをお願いする。

椎間板操作・ケージ挿入

1:30

ケージを挿入するための処理を行う。椎間高が保たれている症例ではそのまま椎間板の掘削が可能であるが、椎間高（椎間板の高さ）が狭い場合、先に矯正を加えたい場合には椎間ディストラクターを使用して椎間を広げてから掘削する。硬膜を内側によせ椎間板をメスで切開、シェーバーや鋭匙で髄核や軟骨終板を切除する。トライアル後、移植骨を詰めたケージを挿入する。

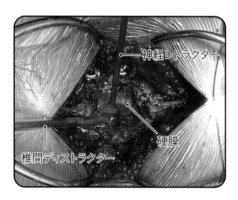

　　　　　　　　　　　　　神経レトラクター

　椎間ディストラクター　　　　硬膜

準備物

- 神経レトラクター
- 柄長の尖刃
- 髄核鉗子

- ケリソン鉗子
- 鋭匙

外注器械

- 椎間ディストラクター
- シェーバー
- 各種鋭匙
- ケージ（トライアル、本物）

スクリュー挿入時と同様に多くの外注器械が登場するため、器械出し看護師が焦ってしまう場面である。上記のように手順はすべて決まっているため、次に使用する道具を予測することは容易である。焦らず、次に使用する道具をすぐ渡せるようにスタンバイしておく。

 エキスパートのワザ

　椎間板掘削後、ケージ内および椎間板内へ移植骨を詰めることになる。すなわち、本物のケージが登場するまでに移植骨を完成させておく必要がある。術者・助手が移植骨を作製することも多いが、人手がない施設では器械出し看護師がやらなければならない。除圧操作から椎間板掘削前半に骨作りを終えておくことが望ましい。大きい骨片はリウエルで小さくし、最終的にボーンミルを使用して粉砕しておく。

 見て ◉◁ **聴いて** 👂

先読みの鬼！

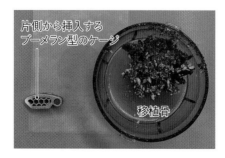

　片側から挿入するブーメラン型のケージ

　移植骨

片側のみ椎間板を掘削してブーメランケージまたはボックスケージを1個入れるか、または両側の椎間板を掘削して両側からボックスケージを2個入れるか、術者により入れるケージの好みがある。術前または椎間板操作前に入れるケージの数と種類を確認するか、術者・助手や立会い業者の会話から推察し、手順を把握しておく。

2:00 ロッドの設置・最終固定

スクリュー間をロッドで連結、最終固定を行う。術者の好みで矯正操作を加えることもある。クロスリンクの設置、最終の骨移植を行う。

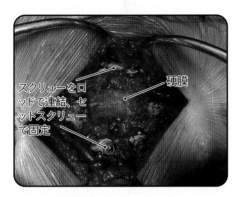

スクリューをロッドで連結、セットスクリューで固定

硬膜

外注器械

- ● ヘッドアジャスター
- ● ロッドホルダー
- ● ロッドベンダー
- ● セットスクリューとドライバー
- ● コンプレッサー
- ● クロスリンク

こんなときどうする!?

似たような道具が多くて迷う!

セットスクリューのドライバー、クロスリンクのドライバーなど、似たような物品が多く登場する。ドライバー先端のサイズが異なるため、よく見れば判断可能である。ここでも焦らないことが肝要である。

こちらも多くの外注器械が登場するが、ロッドを設置して固定・矯正するだけであり、操作としてはさほど大変ではない。ヘッドアジャスターでスクリューヘッドの並びを良くした後、ロッドホルダーで把持したロッドをスクリューヘッドにはめ込み、セットスクリューで締結する。一般的な固定術ではスクリュー間にコンプレッサーで圧迫力を加えて矯正を行う。

見て ◉◀　聴いて 👂

先読みの鬼!

ロッドの長さを計測後、ロッド径・長さ・材質が決まる。ロッド2本が同じもので良いかを術者に確認し、早めに手元に準備しておく。

 エキスパートの ワザ

術者によっては矯正操作としてリデューサーなどを要望することがある。器械出し看護師はどのような操作でどのように矯正されるのか、理解しておく必要がある。

こんなときどうする!?

ガーゼカウントが合わない!

固定術では透視やナビの被覆(ひふく)のために多くの覆布(おおいふ)が必要になる。後出しの覆布の間にガーゼが隠れていることがある。また、除圧に比べて創部は外側まで展開されており、止血目的に外側にパッキングされたままのこともある。術者と協力し、閉創までにガーゼカウントを合わせておく。

術後はここに注意する

血腫に注意

　腰椎手術でもっとも注意すべき術後合併症が血腫である。術後の出血により硬膜が圧迫され、術後数時間から数日のうちに下肢の疼痛や運動・感覚麻痺が出現する。**術後に徐々に進行する運動麻痺があればまず血腫を疑う。**また、鎮痛薬が効かないほどの強い下肢痛が出現している場合も血腫を疑う。放置した場合、不可逆的な神経障害が残る可能性が高いため、緊急で血腫除去手術を行う必要がある。

ドレーンの管理

　術後も創部から出血が続くため、血腫の予防のためにもドレーンを入れて管理する。術中に硬膜損傷がなければ加圧、持続吸引で排液を促す。出血量が多いと貧血が進行するおそれがあるため、排液量に応じて圧を調整する。

　硬膜損傷による髄液漏がある場合、無色透明な髄液の排液がみられる。髄液の持続吸引は低髄圧の原因となるため、加圧をせずに排液させることが多い。施設によって異なるが、当院では術後2日目にドレーンを抜去している。

コルセットの装着

　創部の保護、前屈姿勢の制限を目的として、術後にコルセットを装着する。装具の種類、装着期間は施設で異なるが、当院では除圧術・除圧固定術いずれでも術後3カ月間は軟性コルセットを装着している。

　固定術では固定椎間に移植した骨が癒合することが重要であり、骨癒合しない場合、術後にスクリューのゆるみやバックアウト、ケージの脱転などのインプラントトラブルを生じるおそれがある。そのため、とくに固定術ではコルセット装着や日常生活における前屈姿勢の制限などを徹底して行う必要がある。

引用・参考文献
1）　山下敏彦編. カラーアトラス脊椎・脊髄外科. 東京, 中外医薬社, 2012, 474p.

（菅原　亮）

人工股関節全置換術、ここをおさえる

おもな症状／受傷機転

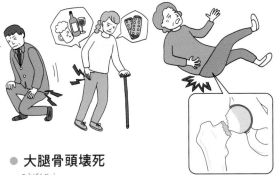

● 大腿骨頭壊死

膠原病・ステロイド投与・アルコールなどが原因で大腿骨頭への血流が悪くなり、壊死に陥った状態である。壊死した部分が潰れると、痛みが出現する。

● 大腿骨頚部骨折（転位型）

骨粗鬆症で骨がもろくなった高齢者が転倒して受傷することが多い。人工股関節全置換術（total hip arthroplasty：THA）は人工骨頭置換術（bipolar hip arthroplasty：BHA）より術後の疼痛が少なく、機能スコアはより良好である。活動性が高く、麻酔リスクが低い患者には THA が適応となることがある。

代表的な疾患

● 変形性股関節症

寛骨臼形成不全症などが原因で、関節のクッションである軟骨がすり減り、股関節周囲の骨が変形してしまう病気である。股関節を動かしたり、立ったり歩いたりする際に痛む。進行すると安静時でも痛みが生じる。

こんな手術

傷んでいる股関節を人工股関節に置き換える手術。関節の痛みが取り除かれ、安定した歩行を取り戻すことができる。

術 前

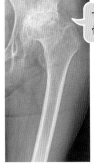

すり減った関節軟骨、骨変形

関節のクッションである軟骨がすり減り、股関節周囲の骨が変形している。

術 後

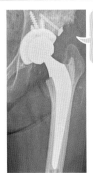

カップ、ライナー、ヘッド、ステムで構成された人工股関節

カップ、ステムは金属、ライナーはポリエチレン、ヘッドはセラミックでできている。人工物なので動かしても痛みを生じない。

手術の基本データ

▶ 適応	変形性股関節症、大腿骨頭壊死、大腿骨頚部骨折（転位型）など
▶ 麻酔の方法	全身麻酔、腰椎麻酔
▶ 手術体位	仰臥位（前方系アプローチ）、側臥位（後方系アプローチ）
▶ 出血量	400〜800mL
▶ 傷の大きさ	10cm 程度
▶ インプラント	あり
▶ 組立器械	あり

準備する器械

寛骨臼側で使用する器械

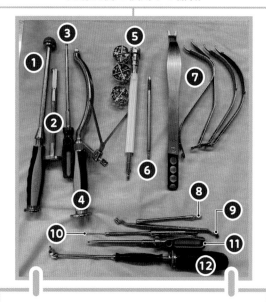

大腿骨側で使用する器械

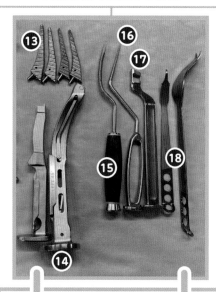

❶ ライナーインパクター：寛骨臼にカップを設置
❷ メディアライザー ❸ ドライバー ❹ （オフセット）インサーターハンドル ❺ 寛骨臼リーマー、リーマーハンドル：寛骨臼を掘削（くっさく） ❻ 骨頭抜去器：大腿骨頭を抜去 ❼ レトラクター：創口、組織、筋肉などを広げて術野を確保 ❽ フレキシブルドリル ❾ ドリルガイド ❿ デプスゲージ ⓫ ドライバー：カップをスクリューで固定 ⓬ （スクリュー）ドライバー

⓭ ラスプ ⓮ ラスプハンドル：髄腔を掘削 ⓯ イニシャルラスプ ⓰ キャナルファインダー ⓱ ボックスノミ：髄腔掘削開始時に使用 ⓲ レトラクター：創口、組織、筋肉などを広げて術野を確保

おもに使用する器械

レトラクター

術野を確保！

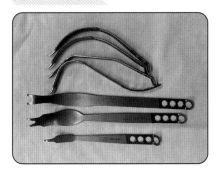

- 創口、組織、筋肉などを広げて術野を確保する。
- 前方アプローチでは、助手の腕を機械化したようなオクトパス万能開創器®などに取り付けると、助手一人でも手術が可能となる。

こう使う

- 股関節展開、大腿骨頸部骨切り、寛骨臼掘削、大腿骨掘削など手術の始めから終わりまであらゆる場面で用いる。

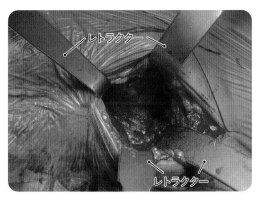

術者が唸る渡し方 動画

- 術野を見ながら次に使うレトラクターの準備をしておく。
- 各種レトラクターは用いる場面が決まっているため、使う順番を覚えておくとスムーズに器械出しができる。

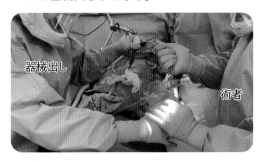

寛骨臼リーマー、リーマーハンドル

THA のエース！

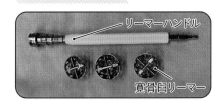

- 寛骨臼を掘削する。
- 複数の刃がついた半球形の器具で、臼蓋の軟骨や骨を削る。

こう使う	術者が唸る渡し方

- 術前計画したサイズまでリーミングを行う。
- 小さいサイズから予定サイズまで徐々にリーマーのサイズを上げていく。

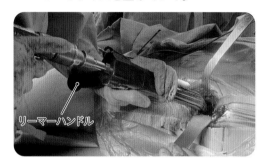

リーマーハンドル

- 術野で用いる向きと同じ向きでリーマーを手渡す。
- 手渡す際に、毎回リーマーのサイズを伝える。

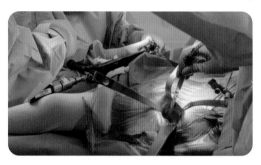

ポジショニングガイド、インサーターハンドル

カップ設置の要！

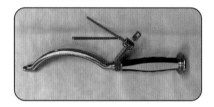

- 外方開角、前方開角が設定されたポジショニングガイドをカップハンドルに取り付けてカップの設置を行う。

こう使う	術者が唸る渡し方

- 術前に計画したカップ設置角度（例；外方開角 40°、前方開角 20°）にポジショニングガイドを設定して用いることで、正確な角度でカップを設置できる。

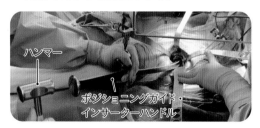

ハンマー

ポジショニングガイド・
インサーターハンドル

- 術野で用いる向きと同じ向きでハンドルを手渡す。
- 手渡す際に、取り付けたカップサイズや、ポジショニングガイドに設定した角度を声に出して確認する。

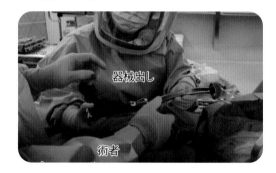

器械出し

術者

ラスプ、ラスプハンドル

ステム設置の担い手！

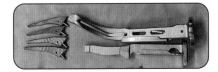

- 大腿骨を掘削する器具。

こう使う

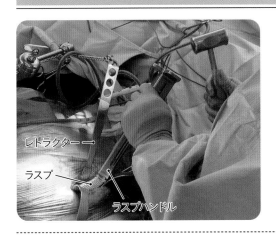

レトラクター
ラスプ
ラスプハンドル

- 小さいサイズから予定サイズまで徐々に大きくして大腿骨を掘削する。

術者が唸る渡し方

- 術野で用いる向きと同じ向きでラスプハンドルを手渡す。
- 声に出してサイズを確認しながら、リズムよく次々に渡す。

器械の組み立て方

ポジショニングガイド、インサーターハンドル

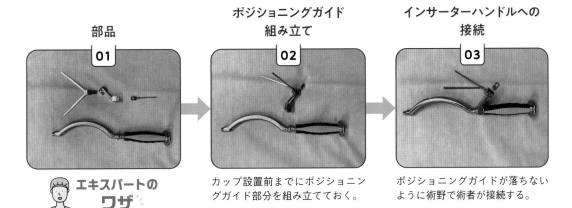

部品
01

ポジショニングガイド
組み立て
02

インサーターハンドルへの
接続
03

エキスパートの
ワザ

カップ設置前までにポジショニングガイド部分を組み立てておく。

ポジショニングガイドが落ちないように術野で術者が接続する。

ガイドの設定角度は症例によって異なるので、術前に術者に確認しておく。ポジショニングガイドは側臥位用と仰臥位用があるので間違えないようにする。

2
章

06

人工股関節全置換術（ＴＨＡ）

器械出しにつながる！ 解剖

THA のアプローチ

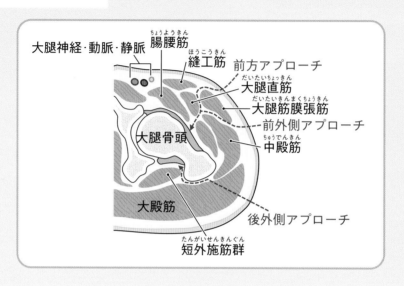

大腿神経・動脈・静脈 腸腰筋 縫工筋 前方アプローチ 大腿直筋 大腿筋膜張筋 前外側アプローチ 大腿骨頭 中殿筋 大殿筋 後外側アプローチ 短外施筋群

前方アプローチは大腿筋膜張筋と大腿直筋の間を展開する。前外側アプローチは大腿筋膜張筋と中殿筋の間を展開する。後外側アプローチは大殿筋を分けて展開する。それぞれのアプローチに利点、欠点がある。

股関節前面の解剖

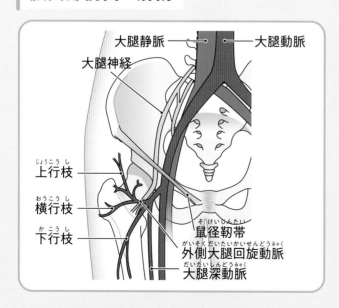

大腿静脈 大腿動脈 大腿神経 上行枝 横行枝 下行枝 鼠径靱帯 外側大腿回旋動脈 大腿深動脈

大腿神経、大腿動静脈が寛骨臼前面を走行しているため、レトラクターをかける際に注意が必要である。また、大腿外側回旋動脈は結紮が必要となることが多く注意が必要である。

股関節後面の解剖

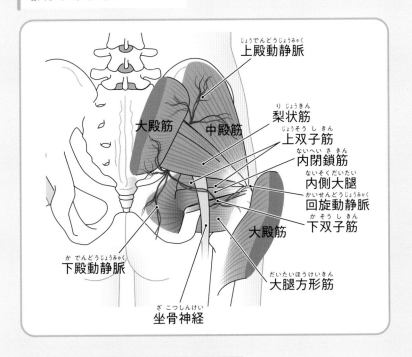

上殿動静脈（じょうでんどうじょうみゃく）
梨状筋（りじょうきん）
上双子筋（じょうそうしきん）
内閉鎖筋（ないへいさきん）
内側大腿（ないそくだいたい）
回旋動静脈（かいせんどうじょうみゃく）
下双子筋（かそうしきん）
大殿筋
大腿方形筋（だいたいほうけいきん）
下殿動静脈（かでんどうじょうみゃく）
坐骨神経（ざこつしんけい）
大殿筋
中殿筋

坐骨神経が術野に出てくるため、損傷したり、レトラクターで圧迫したりしないように注意が必要である。

股関節周囲の関節包靭帯

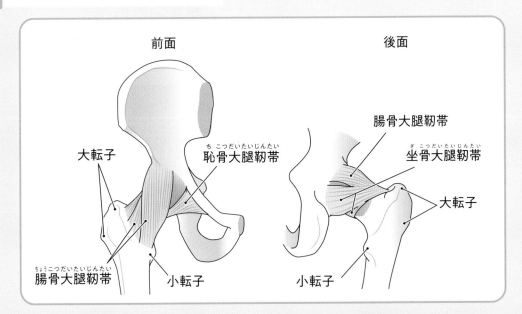

前面

後面

大転子
恥骨大腿靭帯（ちこつだいたいじんたい）
腸骨大腿靭帯（ちょうこつだいたいじんたい）
小転子

腸骨大腿靭帯
坐骨大腿靭帯（ざこつだいたいじんたい）
大転子
小転子

股関節前面には腸骨大腿靭帯、恥骨大腿靭帯が、後面には坐骨大腿靭帯がある。

これら関節包靭帯は股関節の安定性に寄与しており、手術の際には切開する部位も重要である。

手術の手順と器械出しのキモ

0:00 皮膚切開・展開

大腿筋膜張筋を外側、大腿直筋を内側によけて、関節包に到達する。関節包を切開し、骨頭を露出させる。

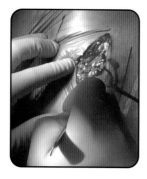

準備物

● ゲルピー
● レトラクター

> レトラクターを順々に手渡す。大腿外側回旋動脈を結紮する準備をしておく。

エキスパートの ワザ

術者が展開している間など、自分の手が空いているときに予定サイズのトライアルカップを取り付けておくなど数手先の準備をしておく。

0:15 大腿骨骨切り・骨頭の抜去

骨頭を骨切りし、抜去する。

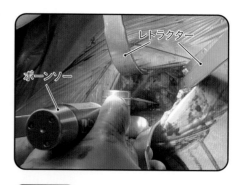

レトラクター
ボーンソー

準備物

● ボーンソー
● 骨頭抜去器

> ボーンソー、骨頭抜去器を手渡す。

0:25 寛骨臼掘削

予定サイズまで寛骨臼をリーミングする。

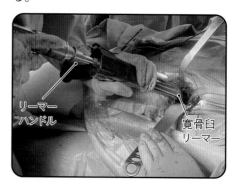

リーマーハンドル
寛骨臼リーマー

準備物

● 寛骨臼リーマー

> リーマーを小さいサイズから予定サイズまで順に手渡す。

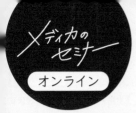

見て理解&即実践！いつでも・どこでも・何度でも！

**最新のラインナップは
セミナーTOPページへ！**
https://store.medica.co.jp/

Q #キーワードで検索できます

視聴期間：受講証メール受信日より30日間

整形外科 手術と術後ケア

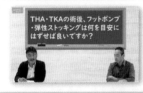

**手術がわかれば看護が変わる！動画や模型で
じっくり解説！術後の観察ポイント・合併症が
確認できる！**
#整形手術

受講料：スライド資料ダウンロード 6,000円(税込)

収録時間 約150分　　スライド資料 60ページ

プランナー・講師 大和田 哲雄／相原 雅治

がん看護の精神的な悩みに答えるナースのためのこころの緩和ケア

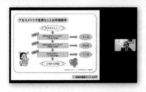

**身寄りがない患者の意思決定支援、
遺族ケアなど困難事例への対策がわかる！
職場の人間関係・攻撃的な患者対応など
ストレスマネジメント対策も解説！**
#こころの緩和ケア

受講料：3,000円(税込)　　プランナー・講師 上村 恵一

育てる"コツ"と効果的なかかわり方

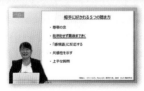

**簡単なワーク+事例で人材育成のコツが
わかる！中堅・ベテランへの指導方法など、
すぐに応用できる知識が満載！**
#育てるコツ

受講料：スライド資料ダウンロード 6,000円(税込)

収録時間 120分　　スライド資料 20ページ

プランナー・講師 内藤 知佐子

※2023年12月現在の情報です

すべての
医療従事者を
応援します

MC メディカ出版

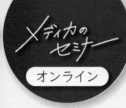

最前線で活躍中の
スペシャリストたちが
ていねいに解説!

視聴期間:
受講証メール受信日より30日間

だけでいい! ベッドサイドのフィジカルアセスメント

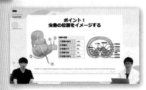

**実技も含めた講義で、何を観察し、
どう報告するかが具体的にわかる!
ベッドサイドで簡単にできる
所見の取り方も学べる!** #フィジカルアセスメント

受講料:スライド資料ダウンロード 6,000円(税込)

収録時間 約60分	スライド資料 28ページ

プランナー・講師 橋本 忠幸／石亀 慎也

今、学ぼう! 認知症

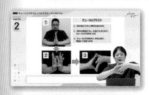

**病棟から次につなげていくうえで
知っておいて欲しいことを、
講師の経験や現場で実践していること、
秘伝の技も含めて解説!** #認知症

受講料:スライド資料ダウンロード 6,000円(税込)

収録時間 130分	スライド資料 43ページ

プランナー・講師 西村 幸秀

怒られない人が無意識にしている情報収集

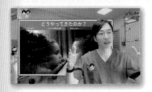

**ABCDEFGで情報収集すると難しくない!?
できる先輩が無意識でやっているポイントを
本セミナーだけの内容で解説!**

受講料:2,000円(税込) #情報収集

収録時間 60分

プランナー・講師 ハル／ジロー

※2023年12月現在の情報です

フィットナス なぜ短時間で**情報収集**ができるのか?

理由 その1

知りたいことを**2ステップ**で簡単に検索できる**から**

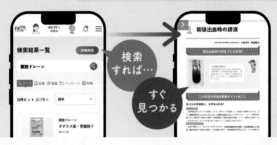

検索すれば…

すぐ見つかる

FitNs.ユーザーの**70%以上**の人が
調べもの学習の時間が
10分の1以下になったと実感!

※FitNs.利用者における自社調べ(2022.5実施)

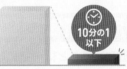

10分の1
以下

理由 その2

**見つけた情報が
確実でわかりやすいから**
記事はすべて専門誌に掲載済みで、
図解やイラストも豊富!

まずは
無料プランで
お試し!

**短時間の動画、
オーディオブックも
随時更新中!**

短時間で効率的にサクッと情報収集!

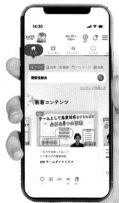
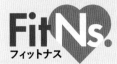

0:35 カップ設置 動画

ハンマーでカップを寛骨臼に設置する。

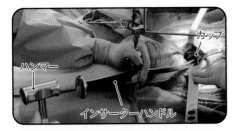

ハンマー
カップ
インサーターハンドル

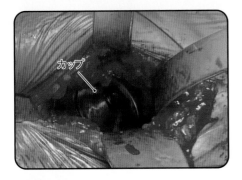

カップ

準備物

- ポジショニングガイドを接続したインサーターハンドル
- ハンマー

インサーターハンドルにカップを取り付けて渡し、その後、ポジショニングガイドを渡す。寛骨臼にカップを設置する準備ができたらハンマーを渡す。

0:40 大腿骨掘削・ステム設置 動画

　ボックスノミ、キャナルファインダー、イニシャルラスプで掘削する髄腔の方向を確認し、ラスプを小さいサイズから予定サイズまで使用して髄腔を掘削する。掘削したらインプラントを挿入する。

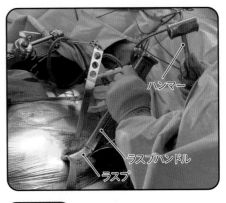

ハンマー
ラスプハンドル
ラスプ

準備物

- ボックスノミ
- キャナルファインダー
- イニシャルラスプ
- ラスプ
- ラスプハンドル

まずボックスノミ、キャナルファインダー、イニシャルラスプを渡し、その後ラスプを小さいサイズから予定サイズまで順に手渡す。

2章
06
人工股関節全置換術（THA）

見て 👁👓　聴いて 👂

先読みの鬼！

予定サイズのラスプが髄腔がきつくて入らないな……。内反で入っているかな？

大転子外側をもう一度削り直すためのイニシャルラスプや番手の小さいブローチを準備しておこう

セメント固定の場合

骨がもろい高齢者の人工物置換術にはセメントの使用が推奨されている。

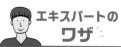

エキスパートの ワザ

バキュームミキシング

現在のセメントテクニックは「第3世代」とよばれている。バキュームミキシング（陰圧をかけながらこねる）を行うと、手でセメントをこねる場合と比べてセメントの強度が増す。定期的にセメントのワークショップを行い、術中慌てないようにミキシングを練習することが重要である。

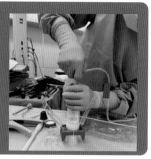

0:45

セメントの圧入

セメントガンで髄腔にセメントを圧入する。

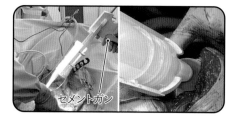

セメントガン

準備物

● パルス洗浄機
● セメントガン

パルス洗浄機で髄腔の血液や脂肪などを洗い流し、セメントガンを用いて十分な圧をかけてセメントを髄腔に圧入する。粘性が低い状態（ドロドロの状態）で圧入すると、セメントが静脈内に流入しバイタル異常をきたす危険があり、逆に、粘性が高いとステムを適切な深度まで挿入する前に硬化してしまい、ステムが適切に挿入できない危険があり注意が必要である。

ステムの挿入

ステムを髄腔に挿入し、セメントが硬化するまで待つ。

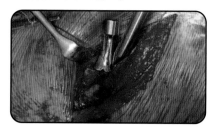

準備物

● あふれ出たセメント除去するための止血ピンや鋭匙など

ステムの前捻角に注意しながらステムを予定の深さまで挿入する。溢れ出たセメントを止血ピンや鋭匙で除去してセメントが硬化するのを待つ。セメント作業開始からの経過時間や余剰セメントの固さを参考にしながらセメントが硬化したかを判断する。

1:10 整復・閉創

　最終的な整復を行い、股関節の安定性と可動域を確認する。

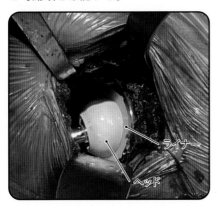

ライナー

ヘッド

こんなときどうする!?

術中骨折!

粗鬆骨（骨がもろい）の患者では大腿骨掘削中に術中骨折が起こることがある。軟鋼線やネスプロンテープ®をすぐ使えるようにしておく。

2章

06 人工股関節全置換術（THA）

術後はここに注意する

人工関節術後感染

　創部に発赤、熱感、腫脹がないか、また発熱や全身状態の悪化がないかを観察する。感染が浅いレベルであれば、洗浄や抗菌薬の投与でおさまる場合がある。深いレベルまで及ぶと人工関節をいったん抜去して感染が沈静化してから再度人工関節を入れ直すなど、複数回の手術が必要になる場合がある。

人工関節の脱臼

　脱臼には前方脱臼と後方脱臼がある。脱臼すると、股関節の痛みや患側下肢の短縮がみられる。脱臼肢位は後方脱臼、前方脱臼で異なり、後方脱臼の肢位は屈曲＋内転＋内旋で、前方脱臼の肢位は伸展＋内転＋外旋である。

　前方系アプローチでは前方脱臼、後方系アプローチでは後方脱臼が起こりやすい。しかし、どちらのアプローチでも前方・後方脱臼ともに起こりえるので、脱臼肢位に注意が必要である。

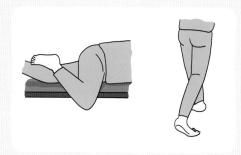

後方脱臼肢位
屈曲＋内転＋内旋

前方脱臼肢位
伸展＋内転＋外旋

肺血栓塞栓症

　人工股関節全置換術後は、20～30％の割合で深部静脈血栓症（deep vein thrombosis：DVT）が発生するといわれている。下肢の疼痛・腫脹・熱感や下腿後面の把握痛などに注意する。大きな血栓が飛んで肺の動脈に詰まると肺血栓塞栓症（pulmonary thromboembolism：PTE）を引き起こし、命にかかわることがある。息苦しさや動脈血酸素飽和度の低下がみられたら緊急の検査、処置が必要である。弾性ストッキング着用や間欠的空気圧迫法、足関節の運動などの理学的予防法、抗凝固薬による薬物的予防法が重要である。

（中島光晴）

07 人工膝関節全置換術（TKA）／人工膝関節単顆置換術（UKA）

人工膝関節全置換術／単顆置換術、ここをおさえる

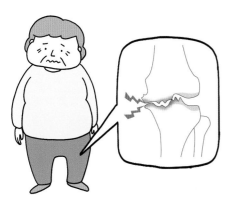

人工膝関節全置換術（total knee arthroplasty：TKA）の代表的な疾患

- 変形性膝関節症
- 関節リウマチ

内側と外側コンパートに変形、破壊が進行した膝関節に対する手術。

人工膝関節単顆置換術（unicompartmental knee arthroplasty：UKA）の代表的な疾患

- 大腿骨内顆骨壊死
- 一側のみ関節症変化がある患者

手術侵襲が少なく、患者満足度の高い手術であるが、靭帯を調整できないこと、TKAに比べてインプラントの寿命が劣ることから、より高いインプラント設置精度が必要とされる。TKA、UKAとも高齢化にともない年々増加している。保存治療を行っても痛みや膝関節の可動域制限が軽快せず、日常生活に支障をきたす患者が手術の適応となる。

こんな手術

TKAとUKAは基本的に大腿骨と脛骨コンポーネント、インサートから構成されている。TKAでは膝蓋骨の表面も置換することがある。手術は傷んだ大腿骨遠位部、脛骨近位部の骨を骨切りし、おもに金属製のインプラントを設置し、その間に軟骨の代わりになるポリエチレン製のインサートを設置している。

TKA

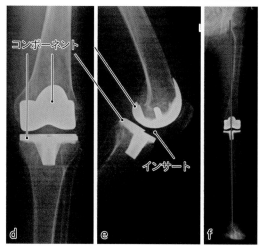

| 術　前 | 術　後 |

| a 正面像 | b 側面像 | c 全下肢立位像 | d 正面像 | e 側面像 | f 全下肢立位像 |

術後の図には「コンポーネント」「インサート」の注記あり。

80歳代女性。左膝関節内側の関節裂隙が消失し a、b 、膝関節の軟骨がすり減り内反変形をきたしている c 。伸展屈曲の可動域が低下していたため人工膝関節置換術を選択した d、e 。術後はアライメントが矯正されている f 。

UKA

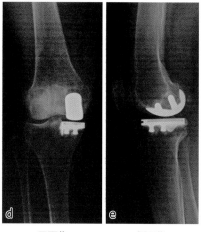

| 術　前 | 術　後 |

| a 正面像 | b 側面像 | c MRI 正面像 | d 正面像 | e 側面像 |

70歳代女性。右大腿骨内顆に骨壊死を認める a～c 。痛みが増悪したため UKA を行った。片側のみにコンポーネントが挿入され、靭帯や対側のコンパートの軟骨、半月板などは温存している d、e 。

手術の基本データ

▶ **適応**	変形性膝関節症、関節リウマチ、大腿骨内顆骨壊死、外傷性関節症など。UKA は TKA に比べて術前の年齢や活動性、変形の程度や可動域制限に限界があり、慎重に選択する
▶ **麻酔の種類**	全身麻酔
▶ **手術体位**	仰臥位
▶ **出血量**	50〜100mL
▶ **傷の大きさ**	TKA：13〜15cm、UKA：10cm（体格に応じて変動あり）
▶ **インプラント**	あり
▶ **器械の組み立て**	あり

準備する器械

TKA で使用する器械

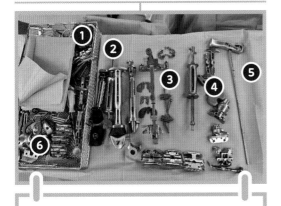

❶ インサート
❷ 抜去器
❸ TKA 用脛骨骨切り髄外ロッド
❹ スペーサーブロック
❺ 大腿骨骨切りガイド
　（TKA：髄内ロッド、UKA：ブロック）
❻ トライアル用インプラント

UKA で使用する器械

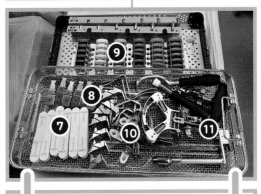

❼ スペーサーブロック
❽ 大腿骨遠位骨切りガイド
❾ トライアルインサート
❿ トライアル用インプラント
⓫ 脛骨骨切りガイド

2章

07 人工膝関節全置換術（TKA）／人工膝関節単顆置換術（UKA）

おもに使用する器械

TKA 用大腿骨遠位骨切り髄内ロッド （組み立て方⇒ p.148）

ロックを忘れないで

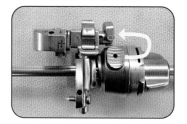

エキスパートの **ワザ**

術前に、術者もしくはカルテで外反角を確認しておく。術中は組み立てだけでなく角度まで設定してロッド刺入方向に合わせて術者に渡すと骨切りがスムーズに行える。

- 正確な角度で大腿骨遠位端を骨切りするために使用する。
- 大腿骨顆部中央から髄腔にロッドを挿入して、大腿骨の骨軸とアライメントガイドのなす角度を 5〜7° に設定して骨切りする。

術者が唸る渡し方

- ノブがゆるんでいると落ちることがあるので、しっかり締めて渡す。
- 髄内に挿入する距離はおおむね 20cm のため、ガイドを 20 cm 付近で固定しておく。リゼクションタワーのレバーも上げてロックしておく。

TKA 用脛骨骨切り髄外ロッド （組み立て方⇒ p.149）

左右を間違えないで

- 脛骨近位部を正確な角度で骨切りするために使用する。

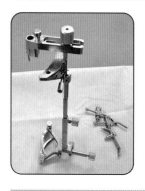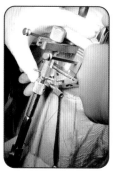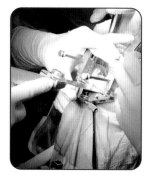

こう使う

- 通常は正面像で脛骨骨軸に対して 88〜90° になるようインプラントの厚みの分をミリ単位で骨切りしている。カットブロックをピン固定したあと、慎重に骨切りを行う。

術者が唸る渡し方

- 髄外ロッドは不安定で保持が難しい。固定を素早く行いたいため、レトラクター、鋭匙、ドリル、ピンなどの器材を的確かつスムーズに渡せるよう一緒に準備しておく。

スラップハンマー（TKA）

2種類あり！

- 脛骨髄外ロッドを抜去する際に左側の部分を引っかけて抜去する。

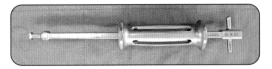

大腿骨カッティングブロック、大腿骨トライアルコンポーネント

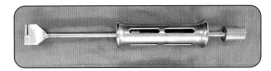

脛骨骨切り髄外ロッド

こう使う

- 大腿骨カッティングブロックを抜去するとき、トライアル後に大腿骨トライアルコンポーネントを抜去するときに使用する。

術者が唸る渡し方

- 2種類あること、両端に抜去部があることから取り違えやすい。
- ロッドやインプラント抜去のタイミングと接合部の方向を確認して術者に渡すと抜去がスムーズに行える。

リゼクションガイド（TKA／UKA）

通称、カニ爪！

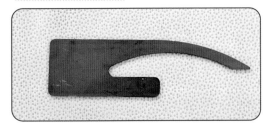

- 要所要所で使用する。TKAでは大腿骨遠位部骨切り前、カッティングブロックや脛骨髄外ロッドを設置した際に、骨切り角度や骨切り量の確認に用いる。UKAでは脛骨の骨切り面を確認する際に用いる。

術者が唸る渡し方

- すぐ出せるよう目立つところに置いておく。

こう使う

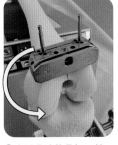

①大腿骨遠位骨切り前の骨切り量を確認。

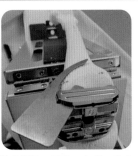

②大腿骨4面カット前に前方皮質を切り込まないか確認。

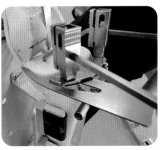

③脛骨骨切りガイド装着後脛骨の骨切り前に骨切り量と正面側面の傾きを確認。

テンションゲージ（UKA）

UKA 必須アイテム!!

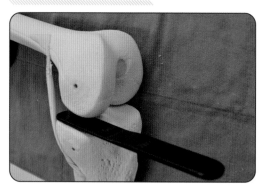

- UKA では屈曲と伸展の両方における膝のバランスを確認するため、テンションゲージ（2／3mm）を使用する。
- トライアル（屈曲伸展ギャップの確認）、セメント硬化中（膝伸展位）、インプラント挿入前のサーフェイスの厚みを決定する際に使用する。通常 2mm 側から挿入するため、2mm 側を持って術者に渡す。

こう使う

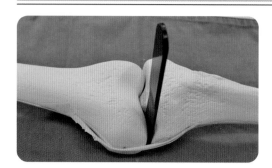

- 2mm が簡単に入り、3mm では抵抗がある程度のギャップを目指す。きつすぎたり、ゆるすぎたりする場合はトライアルでサーフェイスの厚みを調整する[1]。

器械の組み立て方

TKA 用大腿骨遠位骨切り髄内ロッド

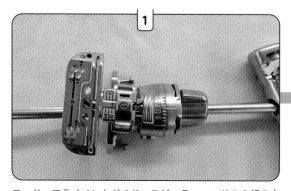

ロッド、アライメントガイド、モジュラーハンドルを組み立てる。

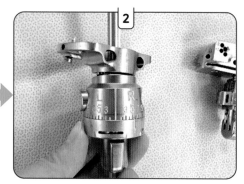

左右と骨切り角度、ガイドの設置向きを確認する。

ノブをしっかり締め、逆になっていないか確認して渡す。すぐにカットガイドとリゼクションタワーを渡して、2本のピンで固定する（ハンマーも必要）。

TKA 用脛骨骨切り髄外ロッド ▶動画

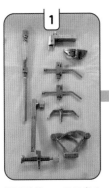

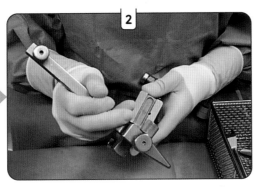

脛骨髄外ロッドは多くの部品から構成されている。

アンクルクランプをディスタルテレスコーピングロッド下端のダブテイルに取り付ける。ノブを回して、クランプを仮固定しておく。

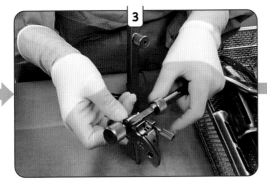

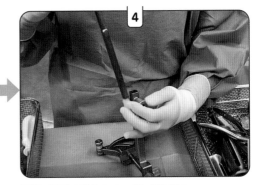

調整ノブを下端まで下げて、カットガイドを取り付ける。スパイクアームをスパイクアームテレスコーピングロッド上端のダブテイル上に取り付け、ロッド上端 のノブを回して仮固定する。

最後に近位を遠位のロッドに差し込む。

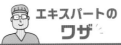
エキスパートの
ワザ

　　脛骨近位部を正確な角度で骨切りするために使用する。 通常は正面像で脛骨骨軸に対して88~90°になるようインプラントの厚みの分をミリ単位で骨切りしている。 カットブロックをピン固定したあと、 慎重に骨切りを行う。 カットガイドは左右があるため、 間違えないように組み立てる。

器械出しにつながる！ 解剖

切開

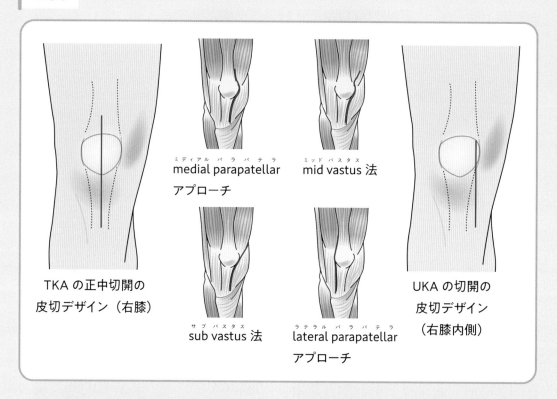

medial parapatellar アプローチ

mid vastus 法

TKA の正中切開の皮切デザイン（右膝）

sub vastus 法

lateral parapatellar アプローチ

UKA の切開の皮切デザイン（右膝内側）

　TKA では内反変形膝に対して膝中央やや内側を 12〜15cm ほど縦に切開する。皮膚を切開して筋膜を展開するが、筋膜の切開方法はいくつかあり、medial parapatellar（傍膝蓋靭帯内側）アプローチがもっとも用いられている。そのほかのアプローチには筋肉や腱を温存する mid vastus 法や sub vastus 法がある。外反変形膝に対しては、変形の角度が大きい場合は外側から切開する lateral parapatellar アプローチを選択することもある [2〜4)]。

　UKA では TKA よりも皮膚や筋肉の切開や骨切り量が少なく、インプラントも小さいため身体への負担が少なく、回復も早い。内側変形膝に対しては膝蓋骨内側縁から脛骨結節に向けて 10cm ほど切開し、筋膜も内側からアプローチする。外側変形膝に対しては外側アプローチを用いる [5)]。

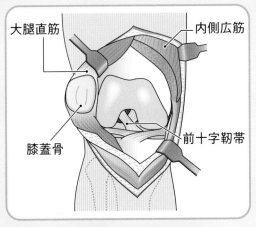

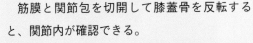

筋膜と関節包を切開して膝蓋骨を反転すると、関節内が確認できる。

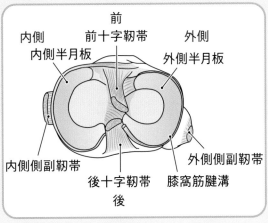

関節内には半月板や靭帯があり、術式によって靭帯を温存する。

血管損傷

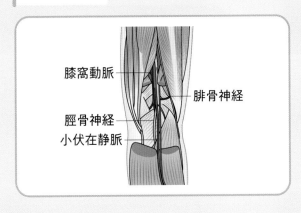

　膝関節包後方に膝窩動脈が走行している。膝関節を十分屈曲すると関節包が大腿骨と脛骨から離れるため、膝窩動脈損傷を起こしにくくなる。ボーンソーを使用するときは、屈曲位を保持し、適切にレトラクターを用いて膝後方の神経血管を保護しながら骨切りする必要がある。

神経損傷

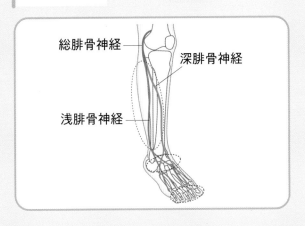

　総腓骨神経は腓骨頭の前下方を回っており、術後に長時間腓骨頭付近を圧迫すると神経麻痺を起こす可能性がある。

手術の手順と器械出しのキモ（TKA）

⏱0:05 皮膚切開～展開

　局所麻酔を注射後に膝屈曲位でターニケットを送気して、12〜14cm ほど皮膚を切開し、medial parapatellar で関節を切開する。

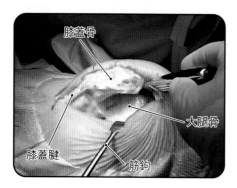

膝蓋骨
大腿骨
膝蓋腱
筋鉤

準備物

- 局所麻酔薬
- エスマルヒ
- レトラクター
- 筋鉤

> あらかじめ大腿骨髄内ロッドを準備しておく。

⏱0:10 大腿骨遠位部骨切り

　大腿骨の解剖軸に沿って IM ステップドリルを使用してスターターホールを作製する。髄内ロッドを挿入して、計画した角度（5〜7°）に合わせてディスタルカットブロックをピンで固定する。ボーンソーで遠位部を骨切りして、ブロックを外す。

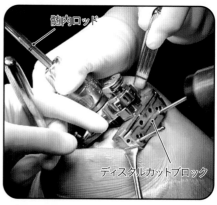

髄内ロッド
ディスタルカットブロック

髄内ロッド挿入

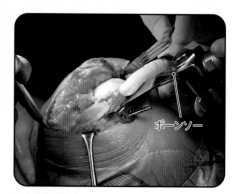

ボーンソー

遠位端骨切り

準備物

- IM ステップドリル
- 組み立てた髄内ロッドなどの大腿骨骨切りガイド
- ハンマー
- 固定ピン
- ボーンソー
- ピン抜去器
- ディスタルカットブロック
- カニ爪

髄内ロッドの組み立てを先に行っておく。角度は左右を間違えないよう注意する。

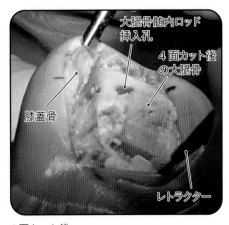

大腿骨髄内ロッド挿入孔
4面カット後の大腿骨
膝蓋骨
レトラクター

4面カット後

0:15 大腿骨4面カット

APサイザーを用いてサイジングを行い、3°外旋位になっていることを確認して、ピン穴を作製する。カッティングブロックをピンで固定し、カニ爪で大腿骨前方皮質に切り込まないか確認する。ボーンソーで4面カットしてブロックを取り外す。残存骨棘はノミやリウエルを用いて切除する。

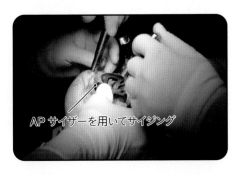

APサイザーを用いてサイジング

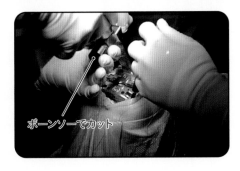

ボーンソーでカット

準備物

- カッティングブロック
- スラップハンマー
- 固定ピン
- ハンマー
- ピン抜去器
- APサイザー
- カニ爪

カッティングブロックは上下逆に渡さないように注意する。
固定用のピン2本とハンマーを準備しておく。
骨切り前にカニ爪で骨切り面を確認する。ボーンソーも準備しておく。骨切り後はピン抜去器とスラップハンマーを使用する。

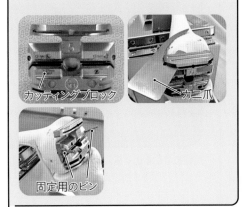

カッティングブロック
カニ爪
固定用のピン

0:20 脛骨近位部骨切り

　術者は脛骨関節面の術野を得るため、PCLレトラクターで脛骨を前方に引き出す。その際に、後方の神経血管を損傷しないよう注意してレトラクターを掛ける必要がある。脛骨アライメントガイドを脛骨とほぼ同じ長さに合わせ、くるぶしの近位にアンクルクランプのスプリングアームを設置する。術前に計画した脛骨内側、外側の骨切り量に合わせたスタイラスを設置してカットガイドをピンで固定する。カニ爪で骨切りラインを確認してボーンソーで骨切りを行う。

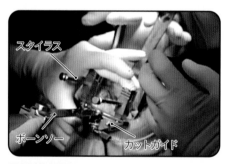

脛骨近位部骨切り

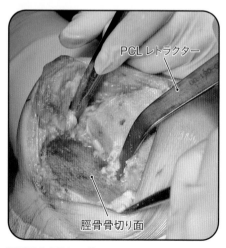

脛骨近位部骨切り後

準備物

- PCLレトラクター
- 組み立てた脛骨髄外ロッド
- スタイラス
- 固定ピン
- 脛骨アライメントガイド
- アンクルクランプのスプリングアーム

> アライメントロッド、アンクルクランプ、スパイクアームテレスコーピングロッドをディスタルテレスコーピングロッドとカットガイド（左右を確認！）に取り付けておく。ガイドを外すためのピン抜去器やスラップハンマーを準備しておく。

0:35 脛骨ブローチング

　サイズが決まったらサイジングプレートをピンで固定する。プレートの保持が難しくずれやすいため、迅速にマルチピンプラーでピンを把持して打ち込みやすい方向で渡すと固定がスムーズになる。その後ブローチングして、トライアルに進む。

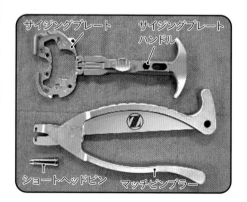

サイジングプレート／サイジングプレートハンドル／ショートヘッドピン／マッチピンプラー

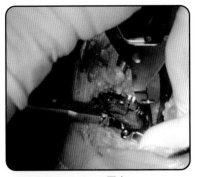

ショートヘッドピンで固定

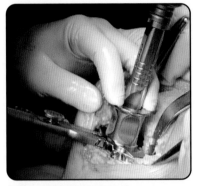

予定サイズまでドリリング

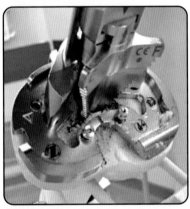

ブローチング

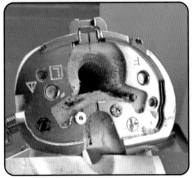

ブローチング後

　脛骨の骨切り面に乗せてはみ出ないサイズのサイジングプレートを選択し、ショートヘッドピン2本で固定する。セメント固定用ドリルガイドを取り付け、選択したサイズの深さまでドリリングする。そのままセメント固定用脛骨ブローチを固定し、ハンドルの停止位置まで叩き込む。

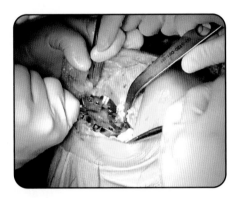

準備物

- サイジングプレート
- ドリル
- メタルハンマー
- ショートヘッドピン
- セメント固定用脛骨ブローチ

流れが比較的速いため、ドリリングからブローチングをスムーズ行えるよう器械を順番に並べておく。

先読みの鬼！

> PCL がしっかり効いているから、今日は CR タイプでいけそうだな

> トライアルサーフェイスは CR を準備しておこう。
> PS ならボックスカットが必要だけど今日は必要ないな

こんなときどうする!?

PS タイプを使用する場合

PS タイプを選択した場合は大腿骨のボックスカットが必要になるため、ボックスカットガイド、レシプロソー、PS 用大腿骨・トライアルサーフェイスが必要になる。外回り看護師と協力して、レシプロソーの刃を出してもらう。

0:40 大腿骨ペグホール作製・トライアル ▶動画

胫骨のプレートは残したまま大腿骨のトライアルを設置する。幅を確認して、ペグホールを作製してペグを挿入しておく。

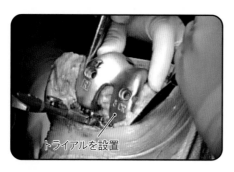

トライアルを設置

準備物

- 大腿骨トライアル
- ペグドリル
- ペグ
- トライアルサーフェイス

サーフェイストライアルを渡し、伸展・屈曲を確認する。ゆるさによってトライアルサーフェイスの厚みを変更する（＋1~4mm）ので、厚みを調整するプレートも準備しておく。

0:50 セメント固定 ▶動画

骨切り面を十分に洗浄し、水分や血液をガーゼで拭き取って乾燥させる[9]。3分ほどでセメントを骨切り面とインプラントに塗り、胫骨→大腿骨→膝蓋骨の順にインプラントをセメントで固定していく。胫骨と大腿骨のインプラントを固定したら、トライアルインサートを使用して、膝を伸展位にしてセメントが硬化するまで待つ。その間に膝蓋骨関節面を置換する症例は、膝蓋骨を反転してペグに合わせてパテラクランプを用いて固着する。セメントが硬化したら、トライアル

サーフェイスで安定性と厚みを最終確認
し、ジェット洗浄後に、残存セメントを
除去する。

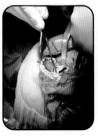 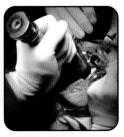

脛骨インプラントを　　大腿骨インプラントを挿入。
挿入し、セメントを
除去。

エキスパートのワザ

　　セメントを混ぜ始めると3分程度で扱う
ことができるようになり、10分前後で固
まるため、セメント混入開始からインプラ
ントを固定するまでスムーズに行えるよう
準備が重要である。まずは本物のインプ
ラントや打ち込む器械を置く場所とセメン
トを混ぜる清潔な場所を確保する。

1:00

サーフェイス挿入・閉創

▶動画

　本物のサーフェイスを挿入する。セメ
ントが少しでも残っているとサーフェイ
スが固定されないことがある。伸展・屈
曲を確認して、十分な生理食塩水で洗浄
し、閉創する。当院ではドレーンは留置
せず、皮膚は DERMABOND® を塗布し、
シリコンドレッシングで被覆している。
感染予防のためドレープが剥がれている
場合は、皮膚の消毒を追加する。

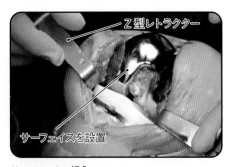

サーフェイス挿入

（Z型レトラクター、サーフェイスを設置）

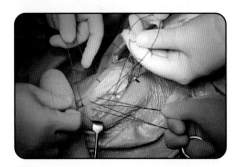

閉創

2章
07 人工膝関節全置換術（TKA）／人工膝関節単顆置換術（UKA）

- 縫合糸
- DERMABOND®
- シリコンドレッシング

手術の手順と器械出しのキモ（UKA ＜ Spacer Block テクニック：内側コンパートの置換＞）

0:05 皮膚切開～展開

局所麻酔を注射後、膝屈曲位でターニケットを送気して皮膚切開する。

レトラクターをかけて、内側関節面を展開する。

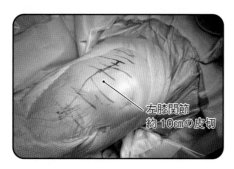

左膝関節
約10cmの皮切

準備物

- 局所麻酔薬
- エスマルヒ
- レトラクター
- 筋鉤

あらかじめ脛骨髄外ロッドを準備しておく。

0:10 脛骨近位部骨切り

当院では、先にレシプロソーを用いて前十字靱帯内側に沿って、矢状方向

（縦）に骨切りを行っている。続いて組み立てた脛骨髄外骨切りガイドを設置する。まずスクリューピンを1本固定し、4mmのスタイラスを用いて骨切りの厚さを決めて、後傾と内外側の位置を確認する。位置が決定したらカッティングブロックにスクリューピンを2本挿入する。内側側副靱帯をレトラクターで保護して先に骨切りした矢状方向の骨切りラインまで水平骨切りする。

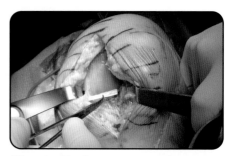

骨切りする幅に合わせてマーキング

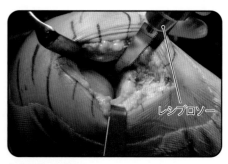

レシプロソー

矢状方向の骨切り

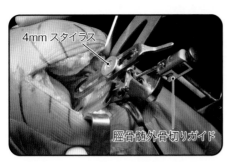

4mm スタイラス
脛骨髄外骨切りガイド

4mm のスタイラスを基準に脛骨髄外骨切りガイ
ドを設置

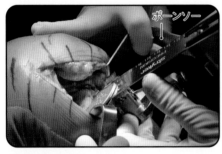

ボーンソー

水平方向の骨切り

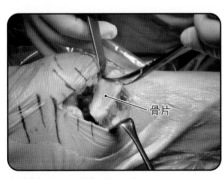

骨片

水平骨切りした骨片を取り出す。

準備物

- レシプロソー
- 脛骨髄外骨切りガイド
- スクリューピン3本
- スタイラス
- ボーンソー

骨切りが終了したら、ガイドを取り外す。

エキスパートの
ワザ

脛骨近位部骨切り

　UKA では脛骨近位部の骨切りがもっと
も重要である。矢状面、冠状面、回旋
アライメントが決定する。関節内を展開し
た後に、当科ではレシプロソーを用いて
前十字靱帯内側に沿って、先に矢状方向
（縦）の骨切りを行っている。続いてガイ
ドを設置する。通常 4mm のスタイラスを
用いて骨切りの厚さを決めて、内外側位
置を決定する。スクリューは 3 本使用し、
カッティングブロックを固定する。内側側
副靱帯をレトラクターで保護して、先に骨
切りした矢状方向の骨切りラインまで水平
切りする。骨切りが終了したら、ガイド
を取り外す。

見て　聴いて

先読みの鬼！

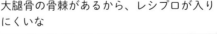
大腿骨の骨棘があるから、レシプロが入り
にくいな

矢状面カットが先だけど、今日はその前にノミで骨棘を
切除しそうだな

2章
07
人工膝関節全置換術（TKA）／人工膝関節単顆置換術（UKA）

OPE NURSING 別冊　**159**

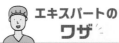

　矢状面カットで注意すべき点は脛骨後方皮質を切り込み過ぎないことである。レシプロソーの深さを確認するため、脛骨前後径に合わせてレシプロソーに皮膚ペンでマーキングしておく。

こんなときどうする!?

脛骨追加骨切り

脛骨水平骨切り後に 8mm のスペーサーブロックが入らなければ、ティビアルカッティングブロックの +2 mm の穴を用いて脛骨近位から 2 mm 切除する。

0:15 大腿骨遠位部骨切り 動画

　脛骨骨切り後に 8〜14mm のスペーサーブロックを挿入し、スクリューピンで固定して大腿骨遠位端を骨切りする。8mm のスペーサーブロックが入らなければ脛骨近位部の骨切りを追加する。骨切り後に屈曲／伸展ギャップスペーサーを挿入して、追加骨切りが必要かどうかきつさを確認する。ギャップが適切であれば大腿骨のサイジングに移る。

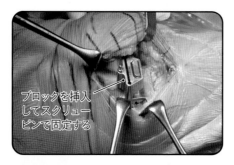
ブロックを挿入
してスクリュー
ピンで固定する

準備物

- レトラクター
- スペーサーブロック
- ヘッデッドスクリュー50mm
- ディスタールフェモラルリセクター
- アライメントタワー

- ソーブレード
- 骨ノミ
- ギャップスペーサー

　スペーサーブロックは 9mm 前後を準備しておく。スクリューピンを抜去する際はハンドピースを逆回転にしておく。

0:20 大腿骨のサイジング 動画

　サイジングを行い、フェモラルカッティングガイドをフェモラルトライアルポジショナーで把持して適所に設置する。上端のスクリューホールにスクリューピンを挿入する。オレンジのピンは前方のスクリューホールから挿入する。フェモラルドリルで前方のペグホールからドリリングする。前方ペグホールにペグを挿入して、ボーンソーで骨切りする。スクリューピンを抜去して、カッティングブロックを取り外し、残存骨棘があればリウエルで切除する。このときに内側半月板も切除しておく。

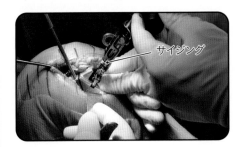
サイジング

準備物

- フェモラルカッティングガイド
- フェモラルトライアルポジショナー
- スクリューピン
- フェモラルドリル
- リウエル
- ボーンソー

器材が小さく扱いにくいため、ポジショナーで
しっかり把持したり、左右と内外側を確認した
りすることが重要。

⏱ 0:25 **脛骨のサイジング** 動画

　ティビアルトライアルプレートを骨切
り面に合わせてティビアルヘッデッドピ
ン 20 mm で固定する。膝関節を屈曲し
てティビアルペグドリルで 2 カ所ペグホ
ールを作製する。ティビアルトライアル
プレートを残したままトライアルを行う。

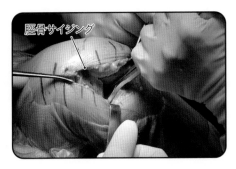
脛骨サイジング

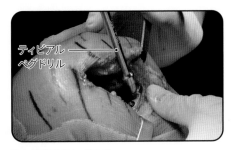
ティビアル
ペグドリル

2 か所ドリリングする。

準備物

- ティビアルサイザー
- ティビアルスライダー
- ティビアルフィンオステオトーム
- ティビアルトライアルプレート
- ティビアルヘッデッドピン 20 mm
- ティビアルペグドリル

ティビアルスライダーを先に渡し、フック部を
後方皮質に接触させて予定のティビアルサイ
ザーを骨切り面に置く。サイズを確認したら
ティビアルフィンオステオトームを渡して、ティ
ビアルサイザーの溝に挿入する。うまく挿入
できない場合は小さなノミを使う。

⏱ 0:35 **トライアル** 動画

　ティビアルトライアルプレートは取り
出さずに、フェモラルトライアルをフェ
モラルインパクターを用いて挿入する。
ティビアルトライアルライナーを挿入
し、テンションゲージできつさを確認す
る。2mm 側がスムーズに挿入でき、
3mm 側がきついくらいが適正とされて
いる。ゆるい場合は厚いライナーに変更
する。問題なければリムーバルフックで

ライナーを取り外し、フェモラルトライアルはフェモラルトライアルポジショナーで把持してスラップハンマーで抜去し、ティビアルヘッデッドピン20mmを抜去し、プレートを取り外す。

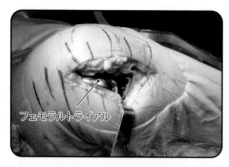

フェモラルトライアル

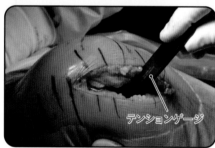

テンションゲージ

テンションゲージで伸展屈曲でのきつさを確認。

準備物

- フェモラルトライアル
- ティビアルトライアルプレート
- フェモラルトライアルポジショナー
- フェモラルインパクター
- ティビアルトライアルライナー
- テンションゲージ
- スラップハンマー
- リムーバルフック

フェモラルトライアルをフェモラルトライアルポジショナーで把持して術者に渡す。厚さ9mm前後のトライアルライナーを渡し、テンションゲージで緊張度を確認する。

こんなときどうする!?

トライアルで屈曲がきつい!

トライアル時に屈曲がきつい場合、脛骨側を仕上げた後であれば大腿骨側で調整することがある。その場合大腿骨のカッティングブロックをダウンサイズする。

0:40 ## セメント固定 動画

　TKAと同様にジェット洗浄とガーゼで骨切り面をドライにして、セメントを塗布した脛骨コンポーネントから固定していく。脛骨コンポーネントを打ち込む際は、術中骨折を避けるため強く打ち込み過ぎないこと、メタルハンマーを使用しないように注意している。

　続いて大腿骨コンポーネントをフェモラルインパクターで挿入する。セメントを取り除いてティビアルトライアルライナーを挿入して、セメントが硬化するまで膝伸展位を保持する。その際にテンションゲージの2mm側を挿入する。セメントが硬化した後に、サーフェイスの厚みを決定する。残存セメントを除去し、洗浄後サーフェイスを脛骨コンポーネントに固定する。

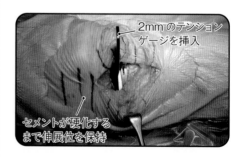

2mmのテンションゲージを挿入

セメントが硬化するまで伸展位を保持

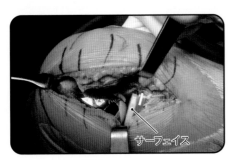

サーフェイスの設置。

準備物

- セメント
- ボウル
- レトラクター（内側、外側）
- ティビアルトレイインパクター
- フェモラルインパクター
- ハンマー
- セメント除去用のヘラ
- ガーゼ

TKA と比べると UKA のインプラントは小さく、セメント固定中など慌てて落としやすいので注意を払う。

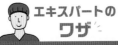

エキスパートの ワザ

　術中に脛骨プレートを強く叩くと術中骨折を引き起こす原因となる。そのため、トライアル固定時は直接インパクターで叩かずに、やや前方にプレートをおいて、ハンマーの柄で叩きながら少しずつ適切な位置に設置するように心がけている。またセメント固定時も後方が浮かないようにインパクター先端に力がかかるように慎重に打ち込んでいる。

⏱ 0:50　## 閉創

　伸展・屈曲を確認して、十分な生食で洗浄し、閉創する。当院ではドレーンは留置せず、皮膚は DERMABOND® を塗布し、シリコンドレッシングで被覆している。ドレープが剥がれている場合は、感染予防のため皮膚の消毒を追加する。

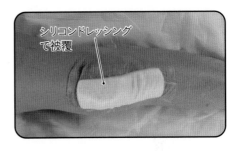

動画提供：くぼかわ病院 小松誠先生

術後はここに注意する

腓骨神経麻痺

　腓骨神経麻痺が術中に発生する原因として、ボーンソーの熱損傷、直接損傷、過度のアライメント矯正などが挙げられる。術後では神経ブロックの効果で膝関節が外旋した状態のままで眠ることや、不適切な弾性ストッキングの使用などによって腓骨頭遠位部で神経が圧迫され、腓骨神経麻痺が発生することがあるため注意が必要である[6]。

伏在神経障害

　皮膚切開や関節展開の際に伏在神経膝蓋下枝が損傷されることがあり、術後に感覚低下や異常感覚、疼痛が生じる。その頻度は70〜100%ともされているが、ほとんどが一過性である[6]。通常は術前に患者に説明している。

静脈血栓塞栓症

　深部静脈血栓症（deep vein thrombosis：DVT）と肺血栓塞栓症（pulmonary thromboembolism：PTE）を含めた静脈血栓塞栓症（venous thromboembolism：VTE）を知っておく必要がある。『肺血栓塞栓症および深部静脈血栓症の診断，治療，予防に関するガイドライン（2017年改訂版）』を遵守し、術中健側へのフットポンプ使用、術直後から足関節や足趾運動の励行、フットポンプ、弾性ストッキング、抗血栓薬でDVTの発生予防に努める[7]。

　VTEの発生頻度がもっとも高いのは、整形外科手術後の最初の1カ月であるが、VTEのリスクはそれより長いとされている。遠位型DVTが見つかった場合、通常は無治療もしくは経過観察が可能だが、膝より近位型のDVTが見つかった場合は、ガイドラインに沿って治療介入が必要となる[8]。PTEに至った場合は、胸痛や呼吸苦などの胸部症状からまれに突然死のような重篤な症状を生じることもあるため、迅速な対応が求められる。

手術部位感染

　手術部位感染（surgical site infection：SSI）はTKAのもっとも重大な合併症の一つである。人工膝関節周囲感染の発生率は0.5〜3%前後と報告されているが[1]、いったん感染を起こすと、その治療には数カ月から数年を要することもある。

　術前はスキンケアに努め、下肢の皮膚の状態や衛生面のチェックは入念に行う。前日に入浴もし

くはシャワー浴（とくに足趾および爪の衛生）を済ませておく。手術前夜の切開予定部位のカミソリよる剃毛は SSI のリスクが増大するため、手術当日のサージカルクリッパーでの除毛が推奨されている[9〜11]。

　術中は消毒やドレーピングに注意を払い、不潔操作にならないよう器械を扱うこと、創部の十分な洗浄や丁寧な創部の縫合など丁寧な手技も求められる。

　術後は数日してから発熱や創部の腫脹が悪化していないか、経過観察する必要がある。

引用・参考文献
1) 松田秀一ほか編. TKA・UKA 人工膝関節置換術パーフェクト：人工膝関節全置換術・人工膝関節単顆置換術の基本とコツ. 東京, 羊土社, 2021, 335p.
2) 伊藤匡史. 人工膝関節置換術. 整形外科看護. 23（2）, 2018, 148-50.
3) 子島俊太郎. 進行期〜末期の治療 人工膝関節全置換術（TKA）. 整形外科看護. 25（1）, 2020, 45-6.
4) 桑沢綾乃. 人工膝関節全置換術（TKA）. 整形外科看護. 26（6）, 2021, 575-82.
5) 龍啓之助. TKA／UKA. 整形外科看護. 26（9）, 2021, 896-7.
6) 原万里恵ほか. 症例検討周術期神経障害2：人工膝関節置換術後の下肢麻痺：原因は神経ブロック？ 原因の鑑別と同定を. LiSA. 23（6）, 2016, 552-5.
7) 大島康史. 人工膝関節置換術における静脈血栓塞栓症対策. 整形・災害外科. 64（7）, 2021, 857-63.
8) ICM 翻訳プロジェクトチーム. 整形外科領域の静脈血栓塞栓症における国際コンセンサス. 稲葉裕ほか編. 神奈川, 横浜市立大学整形外科教室, 2023, 210p.
9) 相川淳ほか. 人工膝関節周囲感染の治療. 関節外科. 40（13）, 2021, 95-102.
10) SM Kurtz. et al. Prosthetic joint infection risk after TKA in the Medicare population. Clin Orthop Relat Res. 468（1）2010, 52-6.
11) 山田浩司. Ortho Support の整形外科手術部位感染対策. 一般社団法人 Ortho Support 監修. 東京, 文光堂, 2022, 336p.

（橋元球一）

08 鏡視下腱板修復術

鏡視下腱板修復術、ここをおさえる

おもな症状／受傷機転

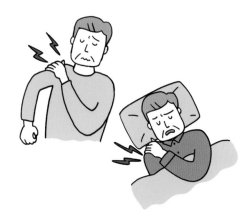

代表的な疾患

● 腱板断裂

　鏡視下腱板修復術を行う代表的疾患は腱板断裂である。腱板断裂は40歳以降に多くなる。腱板断裂が小さい場合は、肩痛やインピンジメント徴候（肩をあげていくとひっかかり痛みを覚える）、肩関節の可動域制限がみられ、腱板断裂が大きい場合は肩痛や筋力低下が出現する。加齢とともに有病率が増える疾患であるが、手をついて転倒する、直接打撲するなどの外傷を契機として発症することもある。

こんな手術

　関節鏡を用いて腱板断裂部を修復する手術である。以前は直視下で行われていたが、近年は関節鏡を用いて行うことが一般的となっている。まず関節鏡を肩関節、肩峰下滑液包へ挿入し、腱板断裂部を確認する。滑膜や軟部組織を郭清し、腱板断裂部を見やすくする。その後、骨頭にスーチャーアンカーを挿入する。続いて、スーチャーアンカーから出ている糸を腱板に通し、最後に縫合を行う。

術 前

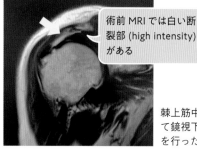

術前MRIでは白い断裂部 (high intensity) がある

棘上筋中断裂に対して鏡視下腱板修復術を行った。

術 後

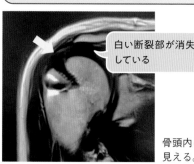

白い断裂部が消失している

骨頭内にアンカーが見える。

手術の基本データ

▶	適応	腱板断裂
▶	麻酔の方法	全身麻酔＋伝達麻酔
▶	手術体位	ビーチチェア位
▶	出血量	少量
▶	傷の大きさ	5〜10mm 程度の創が 6〜7 個程度
▶	インプラント	スーチャーアンカー
▶	組立器械	なし

準備する器械一覧

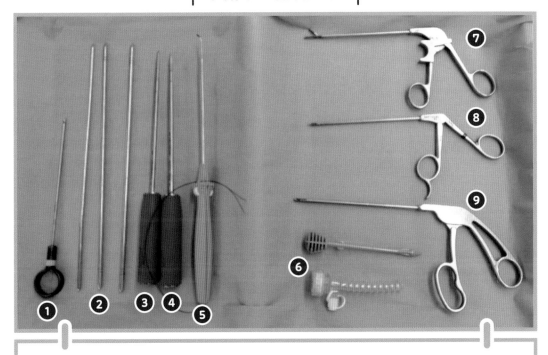

❶ ノットプッシャー：縫合時にノットを押す。　❷ スイッチングロッド：3 本あり、太さに応じて 1 本、2 本、3 本のラインがマーキングされている。1 本がもっとも細く、2 本、3 本となるにつれて太くなる。1 本が頻用される。　❸ オウル：スーチャーアンカーを挿入する穴を開ける。　❹ タップ：オウルでスーチャーアンカーを挿入する穴を開けた際、骨が硬い場合に使用する。　❺ スーチャーシャトル（縫合糸パサー）：腱板に刺し、糸をリレーする。　❻ カニューラ：縫合時に軟部組織をよける。　❼ グラスパー：組織をつかむ。　❽ スーチャーレトリバー：糸を取る。　❾ 関節鏡用糸切りばさみ：糸を切る。

08

鏡視下腱板修復術

おもに使用する器械

グラスパー

腱板をつかむ！

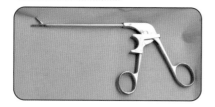

- グリップを開閉すると先端も開閉する。

こう使う

- 先端で腱板を含めた軟部組織をつかむために使用する。
- 腱板に針を通す際に腱板に緊張をもたせるために使用することが多い。

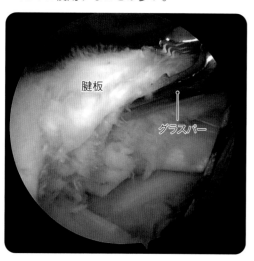

術者が唸る渡し方

- 術者の握る向きに合わせて渡す。

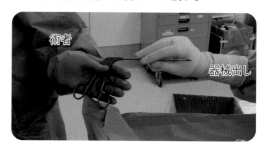

スーチャーレトリバー

糸をつかむ！

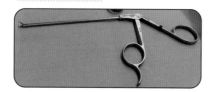

- 先端を開閉し、糸をつかむ際に使用する。
- グリップを開閉すると先端も開閉する。

こう使う

- 糸を取るときに使用する。

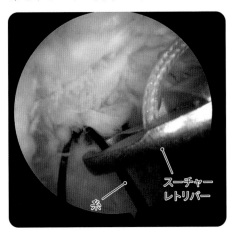

スーチャー
レトリバー

糸

術者が唸る渡し方

- 術者の握る向きに合わせて渡す。

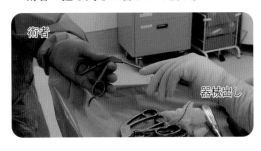

術者

器械出し

スーチャーシャトル（縫合糸パサー）

糸をかける

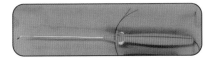

- 先端を腱板に通し、リレー糸で送り込む。

こう使う

- 腱板に針を通し、針先からリレー用糸を送り込む。

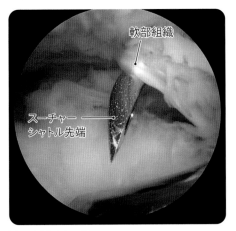

軟部組織

スーチャー
シャトル先端

腱板を貫通する直前。

術者が唸る渡し方

- 針先からリレー糸を出し過ぎないように注意し、術者の手に合わせて渡す。

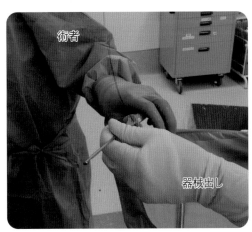

術者

器械出し

器械出しにつながる！ 解剖

烏口突起と神経血管束

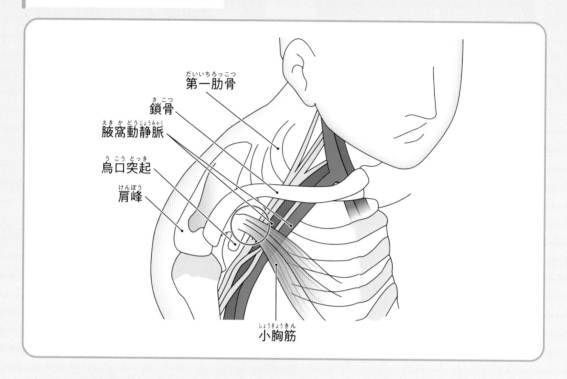

第一肥骨（だいいちろっこつ）

鎖骨（さこつ）

腋窩動静脈（えきかどうじょうみゃく）

烏口突起（うこうとっき）

肩峰（けんぽう）

小胸筋（しょうきょうきん）

烏口突起内側に神経・血管束があることを知っておくことが重要である。

　手術はまず後方ポータルを作製し、関節内を観察することから始まる。次に、上腕二頭筋長頭腱と肩甲下筋腱の間の腱板疎部、烏口突起の外側に前方ポータルを作製する。烏口突起の内側には神経血管束があり、ポータル作製時に傷つけてしまうと血管損傷や神経麻痺を起こす可能性がある。

腱板疎部

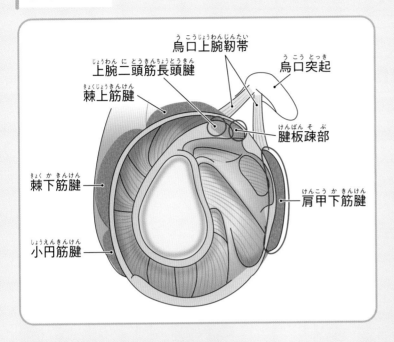

烏口上腕靱帯
（うこうじょうわんじんたい）

上腕二頭筋長頭腱
（じょうわんにとうきんちょうとうきん）

棘上筋腱
（きょくじょうきんけん）

烏口突起
（うこうとっき）

腱板疎部
（けんばんそぶ）

棘下筋腱
（きょくかきんけん）

肩甲下筋腱
（けんこうかきんけん）

小円筋腱
（しょうえんきんけん）

腱板疎部は上腕二頭筋長頭腱と肩甲下筋腱の間に位置することを知っておく。前方ポータルを作製する部位として非常に重要である。前方ポータルを作製する際は、上腕二頭筋長頭腱、肩甲下筋を傷つけないようにする。

上腕骨頭アンカー挿入部

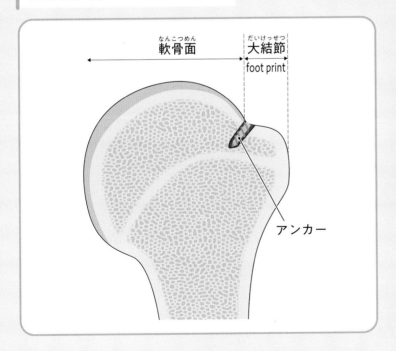

軟骨面
（なんこつめん）

大結節
（だいけっせつ）
foot print

アンカー

棘上筋修復時のアンカーは、棘上筋の元来の付着部である foot print に打つ。軟骨にかからないように大結節ぎりぎりにアンカーを打つことが多いため、軟骨と大結節 foot print の位置関係も知っておきたい。

2章
08
鏡視下腱板修復術

手術の手順と器械出しのキモ

0:01 後方ポータル作製

　まず、後方ポータル作製する部位に18G針を挿入し、肩関節内へ生理食塩水（生食）を注入できることを確認する。18G針を刺した部位の皮膚から関節包までメスで切開する。

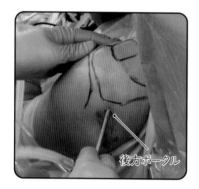

後方ポータル

準備物

- 18G針
- 生食を満たした注射器
- メス

針の規格、短針かカテラン針かを術者に確認しておく。

0:02 肩関節内観察

　後方ポータルから挿入した関節鏡で肩関節内を観察する。

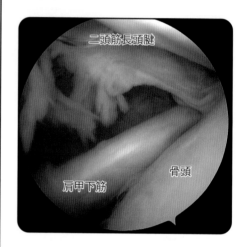

二頭筋長頭腱

骨頭

肩甲下筋

準備物

- 関節鏡

観察開始時には30°斜視鏡を使用するが、場合により70°斜視鏡を使用することがあるため、術者に確認する。

見て 🙄< 　聴いて 👂

先読みの鬼！

烏口突起の基部も観察したいなー

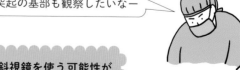

70°斜視鏡を使う可能性があるから準備しておこう

0:05 前方ポータル作製

　上腕二頭筋長頭腱と肩甲下筋の間の腱板疎部を後方ポータルから鏡視しながら、烏口突起外側から腱板疎部に18G針を挿入し、適切な位置を確認した後にメスで切開して前方ポータルを作製する。

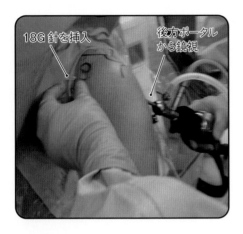

18G針を挿入　　後方ポータルから鏡視

準備物

- 18G 針
- 注射器

前方ポータル作製時に関節包にメスを入れた部位から出血することがあるため、凝固できる器材を準備できているか確認が必要。

0:07 肩峰下滑液包の観察

　同じ後方ポータルを使用し、腱板の上に関節鏡を挿入する。

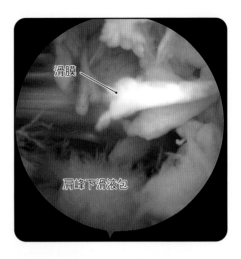

滑膜

肩峰下滑液包

準備物

- 関節鏡

最初に作製した後方ポータルを使用するため、新たなポータルは作製しない。

0:09 前外側ポータル作製

　後方ポータルから肩峰下滑液包の前外側を鏡視しながら18G針でポータル作製部位を確認し、メスで前外側ポータルを作製する。

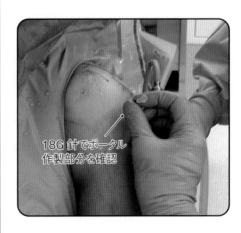

18G針でポータル作製部分を確認

準備物

- 18G 針
- メス

0:11 ## 肩峰下滑液包の郭清

　シェーバーや凝固器材を使用し、郭清する。

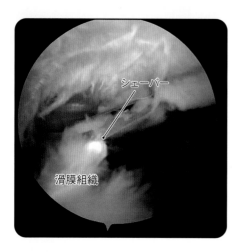

シェーバー

滑膜組織

準備物

- シェーバー
- 凝固器材

> シェーバーの刃の向きは術者の好みがあるため確認が必要。

0:15 ## 後外側ポータル作製

　後方ポータルから鏡視しながら後外側部に18G針でポータル作製部を確認し、メスで後外側ポータルを作製する。このポータルでの鏡視で、今後の操作を行う。

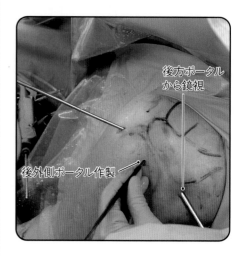

後方ポータルから鏡視

後外側ポータル作製

準備物

- 18G 針
- メス

> 後外側ポータルはアンカー挿入や腱板への糸かけを行う重要なポータルである。

見て 👁◁　**聴いて** 👂

先読みの鬼！

今はシェーバーで郭清しているけど、すぐに凝固が必要となるな

結構血が出るなー

0:20 肩峰下滑液包の郭清

　肩峰下滑液包、腱板断端部を郭清し、
腱板を修復しやすくする。

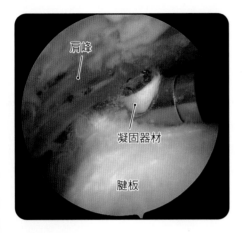

肩峰

凝固器材

腱板

準備物

● シェーバー
● 凝固器材

> 滑膜からの出血時は、シェーバー、凝固器
> 材を交互に使用することが多い。

0:30 上腕骨頭へのアンカー挿入

　上腕骨頭にアンカーを挿入するため、
前・後外側ポータルのおおよそ中間部に
アンカーポータルを作製する。アンカー
ポータルからハンマーでオウルを打って
穴を開け、アンカーを挿入する。

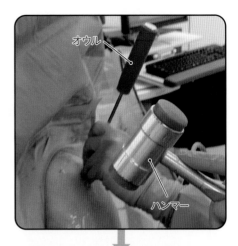

オウル

ハンマー

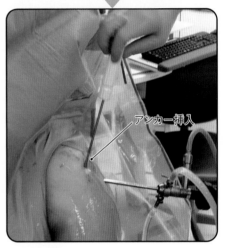

アンカー挿入

準備物

● 18G針
● メス
● オウル
● ハンマー
● タップ
● スーチャーアンカー

> スーチャーアンカー挿入時にはオウルを使用す
> る。骨質によってはタップが必要となるため、
> 用意しておく。

スーチャーアンカーを挿入するためにオウルで穴を開けたけど骨質が非常に良いなー

骨質が良いならタップをきる可能性があるため準備しよう

こんなときどうする!?

アンカーが抜けた！

骨質が悪く、アンカーが抜けるトラブルが起こったときには、太いアンカーを使用することがある。径の太いアンカーの在庫を確認しておく。

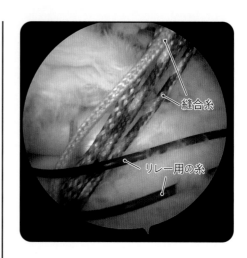

縫合糸

リレー用の糸

🕐 0:35 腱板へ縫合糸を通す

　グラスパーで腱板をつかんで張力をかけながらスーチャーシャトル（縫合糸パサー）を腱板に挿入し、リレー用の糸を送る。前外側ポータルからスーチャーグラスパーでリレー用の糸と縫合糸を取る。リレー用の糸を引き、腱板に縫合糸を通す。

準備物

- スーチャーシャトル（縫合糸パサー）
- グラスパー
- スーチャーグラスパー

グラスパーで腱板をつかみ、オレンジの針を腱板に貫通させリレー用糸を送り、リレー糸と縫合糸をスーチャーグラスパーで取るという操作を繰り返すため、それを念頭に物品を準備する。

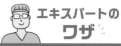 エキスパートの
ワザ

　腱板断端の質がそれほど良くない場合や、腱の可動性が良好でなくしっかりとひっぱりたい場合にはグラスパーでなく半月板把持鉗子を使用することがあるため、清潔野に出さなくても手術室内に準備しておくとよい。

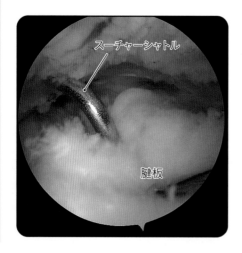

スーチャーシャトル

腱板

こんなときどうする!?

腱板に糸が通らない!

腱板に糸を通す器材は種類が豊富である。腱板に糸を通しにくい場合にどの器具を使用するか、術前に術者と打ち合わせをしておく必要がある。

準備物

- カニューラ
- スーチャーグラスパー
- 外側アンカー

1:00 **皮下縫合**

ポータルごとに皮下を縫合する。

準備物

- 吸収糸

0:55 **腱板縫合**

前外側ポータルからカニューラを挿入する。カニューラ越しに縫合糸を取り、外側アンカーで縫合して上腕骨大結節外側へ固定する。

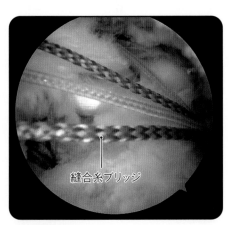

縫合する直前。

こんなときどうする!?

カメラや関節鏡が使用できない!

カメラにヒビが入ったり、関節鏡の不具合で使用できなくなったりして代替機がない場合には、術者の判断により直視下の手術へ変更することも可能性としてはある。関節鏡手術ではあるが、直視下手術になる場合のことも頭の片隅に置いておく。

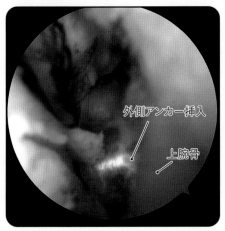

外側アンカーを上腕骨に固定している。

術後はここに注意する

外転装具の適切な装着

装具装着の目的は、肩の手術部位へ負担をかけないようにすることと、肩周囲の筋肉をリラックスさせて疼痛を緩和することである。装具装着後、肩関節は左右同じ高さとなるようにし、腋をあけて肩関節軽度外転位、軽度屈曲位となるようにする。肘内側の尺骨神経が圧迫されていないかに注意することも重要である 図1 。

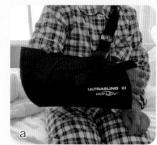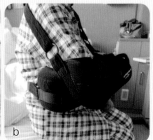
図1 外転装具
a：正面
b：側面

皮膚損傷、褥瘡に注意

ビーチチェア位という特殊な体位で手術を行うため、後頭部や全額部、顎部に固定具による損傷がないかを確認する 図2、3 。また、体重がかかりやすい殿部に褥瘡がないかにも注意が必要である。

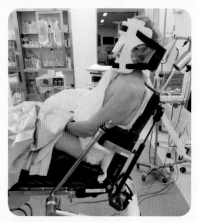
図2 ビーチチェア位
座位に近い状態になる。

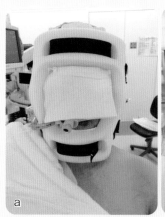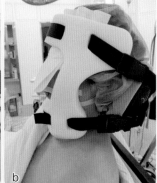
図3 顔面固定
a：正面
b：側面

疼痛に注意

　術後、とくに伝達麻酔の効果が消失してからの疼痛管理が重要である。疼痛に応じて主治医と相談して適切に鎮痛薬を使用することが大切である。

手のしびれに注意

　装具装着の注意点でも述べたが、装具で尺骨神経を圧迫していないかに注意する必要がある。環指、小指のしびれに注意を払う。伝達麻酔によるしびれの場合もあり、判断がむずかしいこともあるが、判断に迷うときには主治医に相談する。

（西頭知宏）

09 膝前十字靭帯再建術

膝前十字靭帯再建術、ここをおさえる

おもな症状／受傷機転

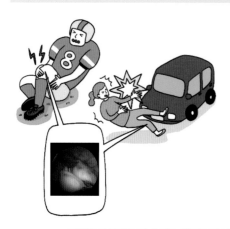

　前十字靭帯は脛骨の大腿骨に対する前方ならびに回旋移動を制動することで[1]、膝関節の安定性に寄与している。前十字靭帯損傷はスポーツや交通外傷などにより高頻度に生じる外傷である。症状としては膝の腫脹、関節内血腫、可動域制限、疼痛、膝崩れなどが挙げられ、スポーツ活動の継続や日常生活に支障をきたす。米国では年間200,000人が前十字靭帯損傷を受傷している[2]とされ、その適切な診断と治療は社会的な重要課題である。

前十字靭帯損傷の自然治癒能力は周辺血流の乏しさから極めて低く[3]、放置したままスポーツを継続すると、膝関節の前方亜脱臼を繰り返すことにより、ほかの膝関節構成体である半月板や関節軟骨を損傷する。

受傷5年後には80%以上の症例で半月板損傷をきたし、長期的には変形性関節症へと進行すると考えられ[2, 4]、スポーツ活動、ADLおよびQOLの維持のため、外科的治療が必要な外傷である。

自家ハムストリング腱や骨付き膝蓋腱を用いた靭帯再建術が多く行われているが、前十字靭帯再建術を受けることなく受傷前の活動レベルを維持できる「Coper」も存在する[5]ため、再建術の適応については慎重な判断が必要である。しかし、Coperは前十字靭帯不全状態でも身体活動性が維持できるという意味であり、潜在的な不安定性から惹起される変形性膝関節症や半月板損傷が発症しないという意味ではない。そのため、膝の引っかかり感や疼痛、水腫などの症状が発現した場合は手術治療に切り替える必要がある。

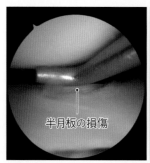

半月板の損傷

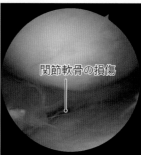

関節軟骨の損傷

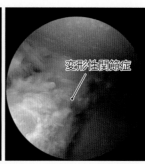

変形性関節症

こんな手術

　膝前十字靭帯再建術は若年者やスポーツ愛好家が手術適応となる [4] が、復帰までに長期間を要するため学業や業務に支障が生じる。術後も痛みが継続し、治療が必要なため社会的損失が大きい [6] ことが課題である。

　標準的な前十字靭帯再建術は自家遊離移植腱を大腿骨、脛骨骨孔内に通す術式で、移植腱は膝ハムストリング腱あるいは骨付き膝蓋腱の自家腱が多く用いられ、その術後成績はほぼ同等であると報告されている [7, 8]。前十字靭帯損傷放置例で、内側型変形性膝関節症を発症した症例に対して脛骨高位骨切り術を併用した前十字靭帯再建術を行うこともある [9]。

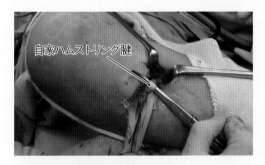

自家ハムストリング腱

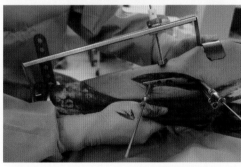

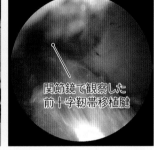

関節鏡で観察した
前十字靭帯移植腱

脛骨高位骨切り術を併用した前十字靭帯再建術

術 前

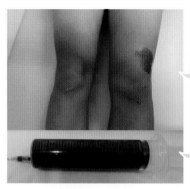

左膝に腫脹、熱感、疼痛が著明であり、膝蓋跳動も陽性。

膝関節穿刺では30mLの血性関節液が吸引された。

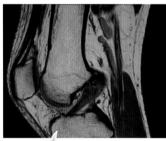

単純X線では明らかな骨症を認めなかったが、MRIで前十字靭帯の大腿骨側損傷を認めた。

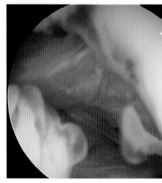

膝関節鏡所見では前十字靭帯は損傷して正常の大腿骨付着部ではなく、大腿骨外顆内側面の腹側方向に付着していたため、遺残前十字靭帯温存前十字靭帯再建術ならびに外側半月板修復術を行った。

20歳代、女性。右脚でサッカーボールをドリブルしていたときに左側から相手に接触プレーを仕掛けられ、左膝をひねった瞬間激痛が走って転倒し、プレー困難となった。膝関節の腫脹、可動域制限が改善するまで通院リハビリを行い、受傷後1カ月で前十字靭帯再建術を行う方針となった。

術 後

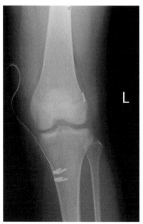

四重折り自家ハムストリング腱を用いた前十字靭帯再建術後単純X線写真。

手術の基本データ

▶ **適応**	前十字靭帯損傷
▶ **麻酔の方法**	全身麻酔あるいは区域麻酔。筆者は術後腓骨神経麻痺の有無を早期に確認するため、可能な限り全身麻酔で依頼している。
▶ **手術体位**	仰臥位
▶ **出血量**	少量のため、関節鏡視下での止血技術が十分であれば駆血帯は必ずしも必要ではない。
▶ **傷の大きさ**	5〜10mm の膝関節鏡ポータルが 2〜3 カ所、膝蓋腱あるいはハムストリング腱採取用の皮切が約 30〜50mm。大腿骨骨孔作製時にアウトサイド・インガイドを使用する場合は大腿骨近位外側に 10mm 程度の皮切が追加される。
▶ **インプラント**	大腿骨側のチタン製ボタンを含んだ suspensory fixation device、移植腱に追加する人工靭帯、脛骨側の固定器具（ステープル、インターフェレンススクリュー、プレートスクリューなど）。
▶ **組立器械**	必要に応じて大腿骨ならびに脛骨骨孔作製用のガイドを組み立てる必要がある。骨孔作製方法によって大腿骨ならびに脛骨ガイドの設定角度は異なるため、術者に確認する。

合併した半月板損傷を修復する場合は半月板縫合用のインプラントが必要となる。筆者はおもに半月板縫合にオールインサイドデバイスを用いるが [10)]、半月板の損傷箇所によってはインサイド・アウト縫合やアウトサイド・イン縫合が必要になることもあるため、事前の身体所見ならびに画像所見の正確な評価が必要である。

 エキスパートの ワザ

関節鏡操作時に下肢を手術テーブル上に乗せる On the bed 法と下肢をテーブル外に下垂させる Hanging leg 法がある。内側大腿脛骨関節の観察の際に膝関節外反力を加えるため支点として側板を用意しておく。また、外側大腿脛骨関節の観察時にはあぐらの肢位、いわゆる Figure-4 position をとるため、側板が干渉しないように事前に確認しておくべきである。

 エキスパートの ワザ

駆血帯を巻くときには大腿骨側の骨孔作製のガイドピン挿入部に当たらないように注意する。

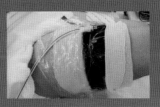

2章

09

膝前十字靭帯再建術

準備する器械

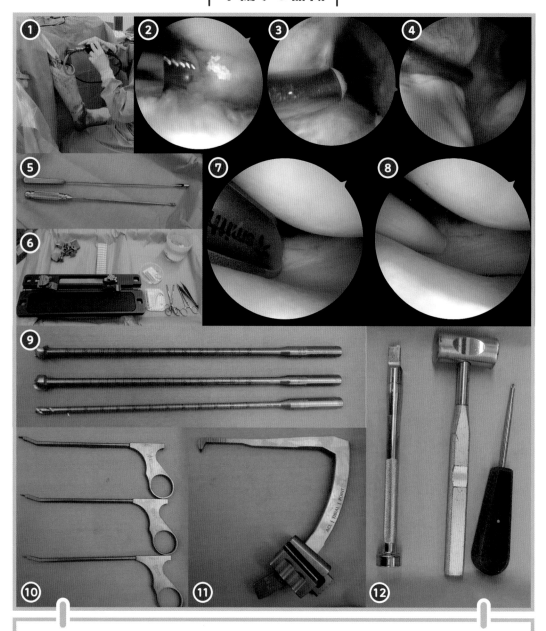

① 関節鏡器材一式　② シェーバー　③ 熱焼灼デバイス　④ プローベ　⑤ テンドンストリッパー
⑥ 移植腱作製器械　⑦⑧ 半月板縫合器械　⑨ 滅菌ドリル　⑩ オフセットガイド
⑪ 骨孔作製ドリルガイド　⑫ 移植腱固定時のハンマーなど

おもに使用する器械

関節鏡器材一式

関節内を観察！

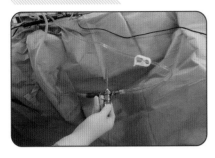

- 給水排水チューブ、光源ケーブルの術野内側、術野外側に注意。間違えると不潔操作となり再滅菌が必要。

こう使う

- 関節内を灌流しながら観察する。

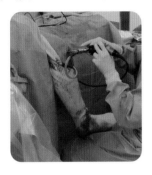

術者が唸る渡し方

- 給水排水チューブが過不足ない長さに調整されていて余計なたわみがないと術者が操作しやすくなる。

シェーバー

関節内の損傷前十字靭帯や滑膜の郭清！

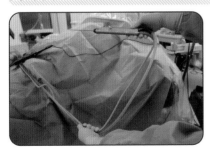

- シェーバー本体のスイッチあるいは床に設置するフットスイッチで操作が可能である。

こう使う	術者が唸る渡し方
▪ 損傷前十字靭帯や滑膜の郭清に使用する。	▪ シェーバーの電源コードと排水チューブの長さを一致させると使いやすい。

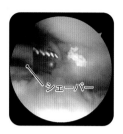

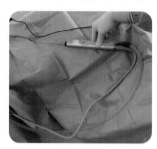

熱焼灼デバイス

止血と郭清！

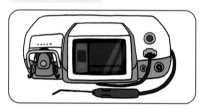

▪ 術野の止血、組織郭清に使用する。

▪ 関節鏡視下で視野確保のための軟部組織郭清や止血の際に使用する。

▪ 吸引チューブが内蔵されているタイプもあり、関節内の温度が上昇することで軟骨をはじめとする関節内軟部組織損傷リスクが上昇するため注意が必要である[11]。

こう使う	術者が唸る渡し方
▪ ポータルから挿入して関節内で操作する。	▪ 関節鏡モニターを確認しながら状況に応じてシェーバーや熱焼灼デバイスを準備しておくと非常に効率的である。

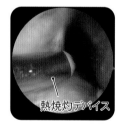

プローベ

不安定性の評価

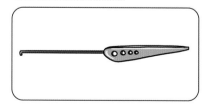

▪ 遺残前十字靭帯の状態評価[12]や半月板の不安定性ならびに損傷範囲の確認のために使用する。

- ポータルから挿入して関節内で操作する。

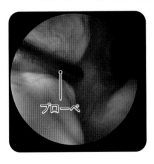

プローベ

- 関節鏡モニターを確認しながら、関節内軟部組織の安定性を評価する場面でタイミングよく準備しておくと非常に効率的である。

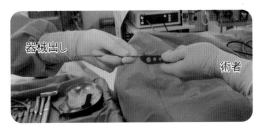

器械出し　術者

テンドンストリッパー

ハムストリング腱採取

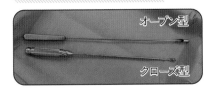

オープン型

クローズ型

- ハムストリング腱を採取する。
- 半腱様筋腱ならびに薄筋腱を切離する。

こう使う

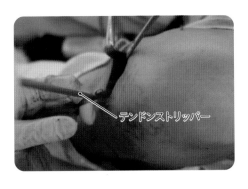

テンドンストリッパー

- 半腱様筋腱は坐骨結節、薄筋腱は恥骨に停止しているため、切離する腱によってストリッパーを進める方向は異なる。
- オープン型はハムストリング腱の脛骨側付着部を切離することなく使用できる利点があるが、腱が太いときに入れにくい。
- クローズ型は上記の欠点はないが、ハムストリング腱の脛骨側付着部を切離してからでないと使用できないため、採取の際に縫合糸をかけるか、把持しながらストリッパーを挿入しないと腱が近位側に短縮して採取困難になることがあるので注意が必要である。

術者が唸る渡し方

- とくに半腱様筋腱は数本脛骨に付着する分枝があるため、ストリッパーを入れる前に枝の切離を行う。ストリッパーの進みが悪いときには枝の切離に切り替えるための器械をタイミングよく出せるように準備する。

2
章

09

膝前十字靭帯再建術

オフセットガイド

正確な大腿骨骨孔を作製！

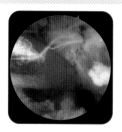

- 経ポータル法あるいは経脛骨骨孔法で大腿骨側骨孔を作製する際に使用する。

こう使う

- 筆者は 6 mm のオフセットガイドを使用することが多いが、大腿骨骨孔の意図する作製位置ならびにポータルあるいは脛骨骨孔の位置によって必要となるオフセット長が異なるため、術中判断に対応できるようにする。
- 筆者は経ポータル法では far anteromedial ポータルから挿入している。
- 経脛骨骨孔法の場合は脛骨骨孔から挿入する。一束再建術、二束再建術ならびに移植腱の太さによってオフセット長は異なる。

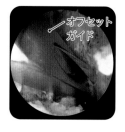

オフセットガイド

術者が唸る渡し方 動画

- 筆者は二束再建術では 5mm、一束再建術では 6mm のオフセットガイドを使用している。術者によって異なるので事前に打ち合わせをしておく。

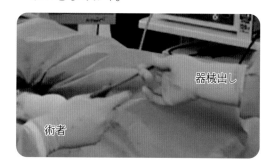

器械出し

術者

ドリル

大腿骨、脛骨骨孔作製！

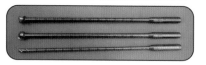

- 解剖学的骨孔作製のためにガイドピン越しに挿入できる中空ドリルが使用される。

こう使う

- 経ポータル法では far anteromedial ポータルから挿入している。経脛骨骨孔法の場合は脛骨骨孔から挿入する。

- 大腿骨側は移植腱挿入部を太くするソケット上骨孔を作製するため、最初にガイドピン越しに 4.5 mm の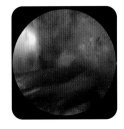ドリルで骨孔作製後に大腿骨側移植腱をどの程度骨孔内に挿入するかを決定したあとでソケット作製を行う。

術者が唸る渡し方

- 移植腱を作製している助手と連携して予想される大腿骨側ならびに脛骨側骨孔径に対応できるドリルを準備しておく。

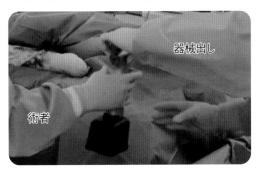

デプスゲージ

大腿骨骨孔長計測！

- 大腿骨骨孔の深さによってソケット長と suspensory fixation device の長さが規定される。

- アウトインアウトガイドを用いた大腿骨骨孔作製時には異なった方法で大腿骨骨孔長を計測することとなる。

- ソケット長が不足すると suspensory fixation device が大腿骨外側皮質に完全に出ず、フリッピングできないことがある。

- ソケット長が過剰であると、フリッピングさせる際に移植腱を牽引しないと皮質骨と suspensory fixation device が接しないことがある。感触がはっきりしない場合は透視下に確認する。

こう使う

- 経ポータル法では far anteromedial ポータルから、経脛骨骨孔法の場合は脛骨骨孔から挿入して骨孔長を計測する。

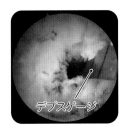

術者が唸る渡し方

- ゲージの引っかかる側が関節鏡で見やすい方向で渡してもらうと関節鏡視下での操作がスムーズである。

移植腱固定時の牽引器

初期固定時に移植腱に張力をかける！

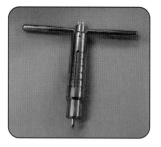

- 移植腱を大腿骨、脛骨骨孔に挿入し、大腿骨側 suspensory fixation device を皮質骨上にフリッピングさせたあとの脛骨側の固定時に使用する[13]。
- 脛骨側固定器具はステープル、プレートスクリュー、骨孔内インターフェレンススクリューなどが挙げられるため、術前に予想される固定方法を術者と確認しておく。

こう使う	術者が唸る渡し方

- 脛骨骨孔から遠位方向に人工靭帯を牽引して移植腱に初期固定張力を与える。

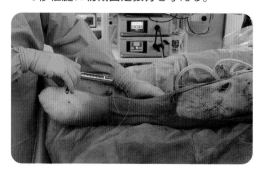

- 移植腱の固定の際に内側側副靭帯を損傷したり、脛骨骨孔と固定インプラントが干渉したりしないように牽引器と同時に筋鉤を助手に渡して視野サポートを行う。

器械の組み立て方

グラフトプレパレーションセット

自家腱と人工靭帯などを組み合わせるときに使用する。

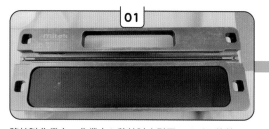

移植腱作業台。作業台と移植腱牽引用にジグを装着する箇所がある。

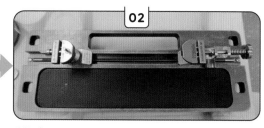

移植腱大腿骨側、脛骨側の牽引ガイドをそれぞれ装着する。

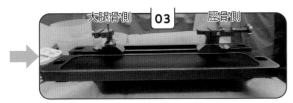

移植建に大腿骨側ならびに脛骨側人工靭帯を装着した
後、初期張力を与えるために使用する。

脛骨ガイド

　ネジ固定でガイドの刺入角度を調整できるが、ゆるんでいると手術中に分解して清潔術野から落
下することがあるので必ずしっかりと固定する。筆者らは経脛骨骨孔作製法をおもに使用しており、
脛骨矢状面50～55°、冠状面25～30°の方向で骨孔を作製しているため[14]、脛骨角度は50°で固
定している。

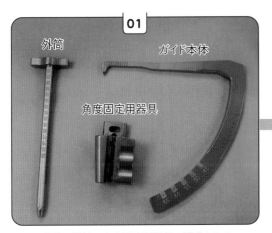

ガイド本体、外筒、角度固定用器具で構成される。

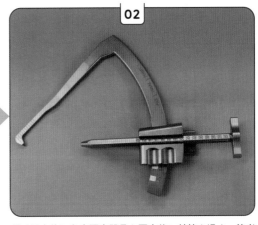

ガイド本体に角度固定器具を固定後に外筒を通す。筆者
は症例によって45°から55°で固定している。

器械出しにつながる！ 解剖

膝関節鏡のポータル作製

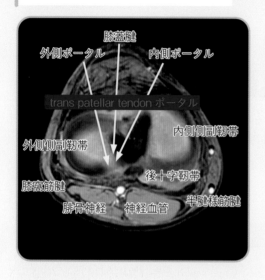

膝蓋腱
外側ポータル
内側ポータル
trans patellar tendon ポータル
外側側副靱帯
内側側副靱帯
膝窩筋腱
後十字靱帯
腓骨神経
神経血管
半腱様筋腱

膝関節鏡のポータル作製は手術台上で膝関節屈曲位で作製する場合と膝下垂位で行う方法がある。また移植腱には自家ハムストリング腱ならびに骨付き膝蓋腱を使用することが多い。基本的なポータルは膝蓋骨遠位傍膝蓋腱内側外側に作製する。

骨孔作製や半月板縫合の際に内側ポータルの20 mm 程度内側の far anteromedial ポータルや膝蓋腱中央部に愛護的に作製する trans patellar tendon ポータルがある。far anteromedial ポータルを作製する際には膝内側側副靱帯を損傷しないように注意する。また far anteromedial ポータルからドリルを挿入する際は大腿骨内顆の軟骨損傷に注意する。

ハムストリング腱

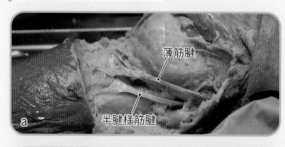

薄筋腱
半腱様筋腱
ⓐ

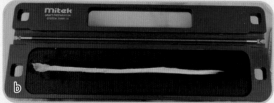

ⓑ

ハムストリング腱は膝関節内側関節面脛骨側から約 45 mm の位置に付着して、半腱様筋腱は坐骨結節に、薄筋腱は恥骨結合に付着する ⓐ。両腱に縫工筋腱を加えた構造体を「鵞足（がそく）」と呼ぶとおり、脛骨側付着部は腱が膜状に広がって付着している ⓑ ため、丁寧に剝離することが必要である。また、ハムストリング腱剝離部はステープルやプレートスクリューで脛骨に移植腱を固定する際の目印となる。

手術の手順と器械出しのキモ

0:00 ハムストリング腱採取の皮膚切開 ▶動画

　ハムストリング腱脛骨側付着部上に皮切を置き、軟部組織、縫工筋腱を剥離後にハムストリング腱を採取する。

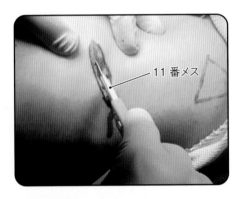

11番メス

準備物

- 11番メス
- 電気メス
- 止血ピンセット

> ハムストリング腱は半腱様筋腱と薄筋腱があり、半腱様筋腱の長さ、太さによっては追加で薄筋腱を採取することがある。

0:05 ハムストリング腱採取 ▶動画

　ハムストリング腱を採取する場合は半腱様筋腱と薄筋腱の適切な同定を行わないと切離に難渋することが多い。また、膝蓋腱を採取する場合は中央1/3を切離するため、膝蓋腱の両側端を確実に同定し、さらに必要十分量の膝蓋骨、脛骨をブロック状に切離する。

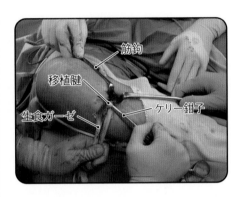

筋鉤
移植腱
生食ガーゼ
ケリー鉗子

　移植腱の太さに対して適切な骨孔作製を行うが、計測器材はプラスチック製あるいは金属製であり、実際の骨孔周囲の海綿骨とは摩擦が異なる。そのため、計測器材では少々抵抗がありながらも移植腱が通っても実際の骨孔挿入の際にスタックしてしまうケースがあるため、骨孔のサイズ計測は余裕をもつように留意するべきである。

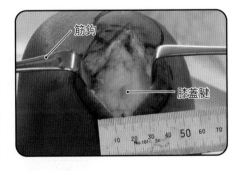

筋鉤
膝蓋腱

準備物

- ケリー鉗子

- 生食ガーゼ
- メッツェン
- テンドンストリッパー

移植腱は遊離グラフトとなるので、作製器械に運ぶ際に落下させないように十分注意する。

こんなときどうする!?

採取時にハムストリング腱が切れた!落ちた!

まず術者の動揺が収まるまで待つ。術野を作り直して逆膝から移植腱採取する場合と膝蓋腱や大腿四頭筋腱などほかの移植腱採取に切り替えることがある。また、汚染されたハムストリング腱をイソジン®に浸して消毒後に使用することもある。移植腱を挿入時に破損することもあるため、代替案を事前に打ち合わせしておく。

移植腱の作製 (→ p.198)

0:10 関節鏡挿入ポータル作製

通常の外側内側傍膝蓋腱ポータルを作製し、関節内を観察する。

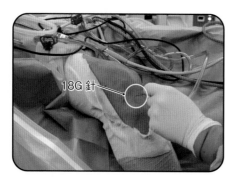

18G 針

準備物

- 18G 針

- 15 番メス
- 直ペアンあるいはコッヘル
- 関節鏡器材一式

ポータル作製時に関節包を適切に貫通することが重要である。

0:15 損傷前十字靭帯の郭清・半月板修復

シェーバーと熱凝固デバイスを使用し、損傷靭帯を郭清して解剖学的付着部を露出する。

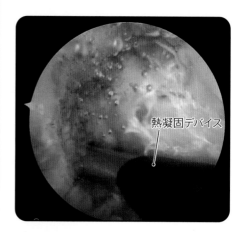

熱凝固デバイス

準備物

- プローベ
- シェーバー
- 熱凝固デバイス

損傷前十字靭帯の郭清時に出血が起こることがあるため、シェーバーと熱凝固デバイスを交互に使用することがある。

0:20 半月板縫合あるいは切除

　関節鏡視下に半月板損傷部にガイドを挿入し、ガイド越しに縫合針やオールインサイドデバイスを挿入して縫合する。

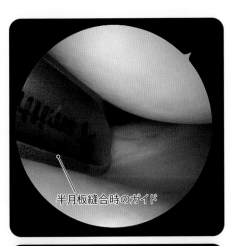
半月板縫合時のガイド

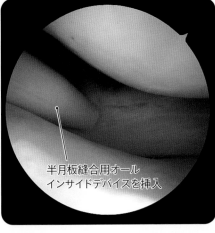
半月板縫合用オールインサイドデバイスを挿入

【準備物】

- ラスプ
- ガイド
- 縫合針あるいはオールインサイドデバイス
- 半月板切除鉗子

半月板損傷部の場所・損傷形態によって切除・縫合の判断が変化するため、関節鏡画像にも注意する。

0:30 大腿骨、脛骨骨孔作製

　脛骨側骨孔は外側半月板の前節付着部、脛骨内外側顆間隆起を目印にガイドを設置する。開口部は脛骨近位部内側に位置することが多いが、内側には膝内側側副靭帯が走行しているため、ドリルで損傷しないように注意する。

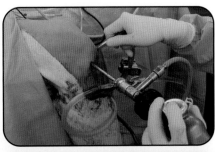

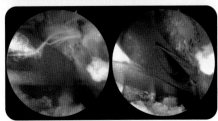

オフセットガイド越しにガイドピンを挿入。

脛骨側遺残組織がある場合は脛骨遺残組織の内部にガイドピン開口部が位置しているか注意する。

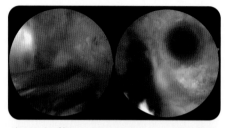

ガイドピン越しに 4.5 mm のドリルで骨孔作製。

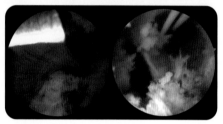

大腿骨側移植腱をどの程度骨孔内に挿入するかを決定し、ソケット作製。

準備物

- ドリル
- ガイドピン
- 4.5 mm ドリル先
- デプスゲージ
- 骨孔径に合わせたドリル

骨孔作製は解剖学的位置の郭清とガイドの正確な設置が重要であるため、適切な位置に設置できない場合は郭清を繰り返す必要がある。

0:50　移植腱挿入 動画

　大腿骨側のボタン付き人工靭帯を経大腿骨骨孔に牽引し、ボタンがフリッピングするまで挿入する。

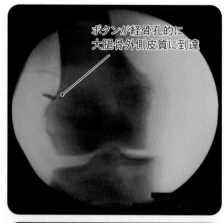

ボタンが経骨孔的に大腿骨外側皮質に到達

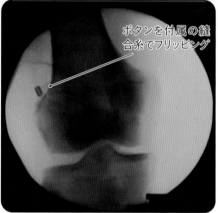

ボタンを付属の縫合糸でフリッピング

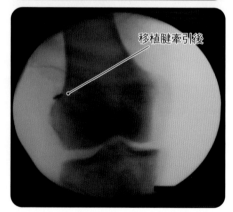

移植腱牽引後

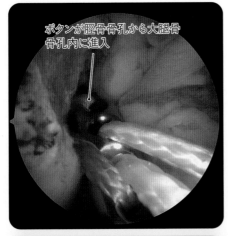

ボタンが脛骨骨孔から大腿骨骨孔内に進入

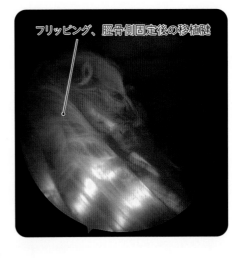

フリッピング、脛骨側固定後の移植腱

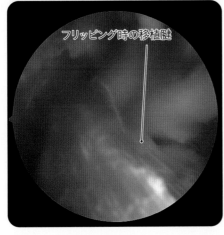

フリッピング時の移植腱

準備物

- 固定インプラント
- ハンマー

骨孔のサイズや皮質骨の強度によって固定インプラントが異なることがあるため、事前に打ち合わせしておく。

0:55 移植腱固定

膝関節軽度屈曲位で脛骨側骨孔から人工靭帯に 30～40 N の牽引力をかけてスクリューやプレートで固定する。

1:00 閉創

皮下組織、表皮を各層で閉創する。

準備物

- 縫合糸など

見て 👁️‹　聴いて 👂

先読みの鬼！

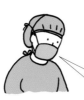

大腿骨骨孔長 40mm で骨孔内に 10mm 入れますよ

では大腿骨側のボタン付き人工靭帯は 40 マイナス10 mm で30mmでよいですね？

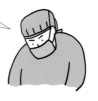

前十字靭帯再建は移植腱の長さ、太さによって骨孔の直径やソケットの深さなどを術中に判断して決定する。術者が長さや太さを計測した際の発言をよく聞いて、そこから導き出される数値を先読みできるとよい。

2章

09

膝前十字靭帯再建術

OPE NURSING 別冊　**197**

移植腱の作製 動画

肉削ぎ
01

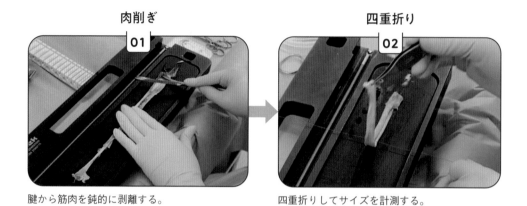

腱から筋肉を鈍的に剥離する。

四重折り
02

四重折りしてサイズを計測する。

移植腱の直径を計測
03

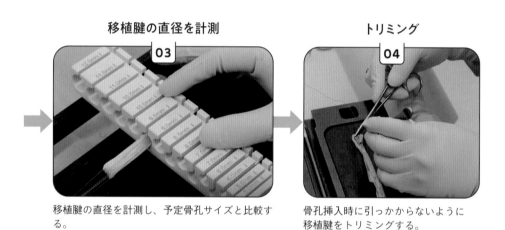

移植腱の直径を計測し、予定骨孔サイズと比較する。

トリミング
04

骨孔挿入時に引っかからないように移植腱をトリミングする。

大腿骨側、脛骨側に人工靭帯を装着
05

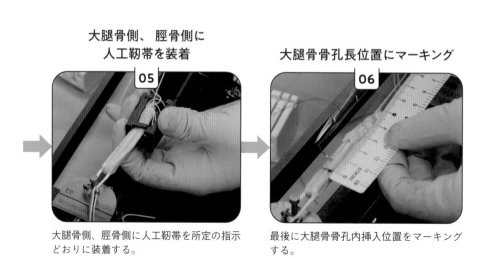

大腿骨側、脛骨側に人工靭帯を所定の指示どおりに装着する。

大腿骨骨孔長位置にマーキング
06

最後に大腿骨骨孔内挿入位置をマーキングする。

術後はここに注意する

コンパートメント症候群

　筆者は前十字靱帯再建術を行う際には下半身麻酔ではなく、全身麻酔で行っている。前十字靱帯再建術においては合併損傷している半月板修復術の際に腓骨神経損傷や膝背側の筋肉損傷リスクがあるため術後抜管されたらすぐに足関節ならびに足趾が背屈可能かを確認する。また、足背動脈あるいは後脛骨動脈の触知も併せて行う。術後疼痛が強い場合はまれではあるがコンパートメント症候群の報告もあるため 図1 15)、5P と呼ばれる「疼痛、浮腫、蒼白、動脈拍動不良、麻痺」をきたした場合は緊急減張切開術の適応となるため必ずドクターコールする。コンパートメント症候群の際には大至急創部を切開し、血腫を除去し、筋膜減張切開 図2 が必要な場合があるか判断する。

深部静脈血栓症

　前十字靱帯再建術後に深部静脈血栓症（deep vein thrombosis：DVT）を発症することがあり、その発生頻度は無症候性を含めると 8.1% と高いという報告もあるため 16)、下腿把握痛の有無、膝を屈曲した状態で足関節を背屈させて腓腹部の痛みが出現するか（Homans 徴候）診察する。採血での D ダイマーの上昇に注意する。DVT が疑わしい場合は超音波検査あるいは造影 CT 検査を行う。

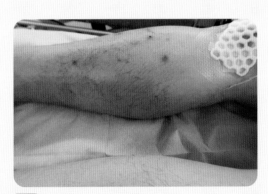

図1 コンパートメント症候群

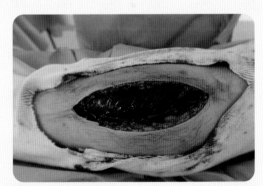

図2 筋膜減張切開

2
章

09
膝前十字靱帯再建術

引用・参考文献
1) Yasuda, K. et al. Anatomic Double-Bundle Anterior Cruciate Ligament Reconstruction. Arthroscopy-the Journal of Arthroscopic and Related surgery. 26（9）, 2010, S21-S34.
2) Matava, M.J. et al. Multirater agreement of the causes of anterior cruciate ligament reconstruction failure：a radiographic and video analysis of the Mars cohort. Am J Sports Med. 43（2）, 2015, 310-9.
3) Lohmander, L.S. et al. The long-term consequence of anterior cruciate ligament and meniscus injuries：osteoarthritis. Am J Sports Med. 35（10）, 2007, 1756-69.

4) Nebelung, W. et al. Thirty-five years of follow-up of anterior cruciate ligament-deficient knees in high-level athletes. Arthroscopy. 21 (6), 2005, 696-702.

5) Kaplan, Y. Identifying individuals with an anterior cruciate ligament-deficient knee as copers and noncopers : a narrative literature review. J Orthop Sports Phys Ther. 41 (10), 2011, 758-66.

6) Freedman, K.B. et al. Anterior cruciate ligament injury and reconstruction among university students. Clinical Orthopaedics and Related Research. (356), 1998, 208-12.

7) Aglietti, P. et al. Patellar tendon versus doubled semitendinosus and gracilis tendons for anterior cruciate ligament reconstruction. Am J Sports Med, 22 (2), 1994, 211-8.

8) Holmes, P.F. et al. Retrospective direct comparison of three intraarticular anterior cruciate ligament reconstructions. Am J Sports Med. 19 (6), 1991, 596-600.

9) Takahashi, T. et al. Intraoperative Laximetry-Based Selective Transtibial Anterior Cruciate Ligament Reconstruction Concomitant With Medial Open Wedge High Tibial Osteotomy for Treating Varus Knee Osteoarthritis With Anterior Cruciate Ligament Deficiency. Arthrosc Tech. 11 (6), 2022, e959-e63.

10) Takahashi, T. et al. All-Inside Arthroscopic Meniscal Stacked Suture Repair for Hypermobile Lateral Meniscus With FASTFIX 360. Arthrosc Tech. 10 (7), 2021, e1757-e61.

11) Horstman, C.L. The use of radiofrequency energy during arthroscopic surgery and its effects on intraarticular tissues. Vet Comp Orthop Traumatol. 19 (2), 2006, 65-71.

12) Takahashi, T. et al. MRI evaluation of the ACL remnant tissue in ACL-deficient knee. J Orthop Surg (Hong Kong). 25 (3), 2017, p. 2309499017739479.

13) Takahashi, T. et al. Remnant Tissue Preserved Transtibial Anterior Cruciate Ligament Reconstruction With Femoral Tunnel Created Behind the Resident's Ridge. Arthrosc Tech. 10 (11), 2021, e2501-6.

14) Takahashi, T. et al. Evaluation of Tibial Tunnel Location with the Femoral Tunnel Created Behind the Resident's Ridge in Transtibial Anterior Cruciate Ligament Reconstruction. J Knee Surg. 2021.

15) Takahashi, T. et al. Compartment syndrome after transtibial anterior cruciate ligament reconstruction: A case report. Trauma Case Rep. 2022, 37: p. 100603.

16) Joo, Y.B. et al. The incidence of deep vein thrombosis after anterior cruciate ligament reconstruction : An analysis using routine ultrasonography of 260 patients. PLoS One. 17 (12), 2022, e0279136.

（髙橋恒存）

▶️動画 WEB動画の視聴方法

本書の動画マークのついている項目は、WEBページにて動画を視聴できます。以下の手順でアクセスしてください。

■メディカID（旧メディカパスポート）未登録の場合

メディカ出版コンテンツサービスサイト「ログイン」ページにアクセスし、「初めての方」から会員登録（無料）を行った後、下記の手順にお進みください。

https://database.medica.co.jp/login/

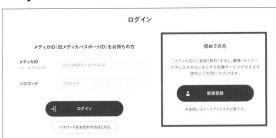

■メディカID（旧メディカパスポート）ご登録済の場合

①メディカ出版コンテンツサービスサイト「マイページ」にアクセスし、メディカIDでログイン後、下記のロック解除キーを入力し「送信」ボタンを押してください。

https://database.medica.co.jp/mypage/

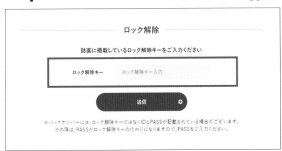

②送信すると、「ロックが解除されました」と表示が出ます。「動画」ボタンを押して、一覧表示へ移動してください。

③視聴したい動画のサムネイルを押して動画を再生してください。

ロック解除キー　tktskgkkkds

＊WEBページのロック解除キーは本書発行日（最新のもの）より3年間有効です。有効期間終了後、本サービスは読者に通知なく休止もしくは終了する場合があります。

＊ロック解除キーおよびメディカID・パスワードの、第三者への譲渡、売買、承継、貸与、開示、漏洩にはご注意ください。

＊図書館での貸し出しの場合、閲覧に要するメディカID登録は、利用者個人が行ってください（貸し出し者による取得・配布は不可）。

＊PC（Windows / Macintosh）、スマートフォン・タブレット端末（iOS / Android）で閲覧いただけます。推奨環境の詳細につきましては、メディカ出版コンテンツサービスサイト「よくあるご質問」ページをご参照ください。

INDEX

OPE NURSING 別冊

とことん詳しい整形外科の器械出し
ー術中動画と器械の渡し方動画16本！これ1冊であしたの手術がイメージできる！

2024年2月1日発行　第1版第1刷

監　修　脇　貴洋

発行者　長谷川　翔
発行所　株式会社メディカ出版
　　　　〒532-8588
　　　　大阪市淀川区宮原3-4-30
　　　　ニッセイ新大阪ビル16F
　　　　https://www.medica.co.jp/
編集担当　森田清香
編集協力　中倉香代
装　幀　HON DESIGN 小守いつみ
イラスト　佐々木晶代／福井典子
組　版　株式会社明昌堂
印刷・製本　株式会社シナノ パブリッシング プレス

ISBN978-4-8404-8443-5　　　　　　　　　　　　　Printed and bound in Japan

当社出版物に関する各種お問い合わせ先（受付時間：平日9：00〜17：00）
●編集内容については、編集局 06-6398-5048
●ご注文・不良品（乱丁・落丁）については、お客様センター 0120-276-115